그림으로 이해하는 인체 이야기

순환기의 구조

아코 준야 감수 윤종찬 감역 권수경 옮김

BM (주)도서출판 성안당

순환기는 우리 몸속의 체액을 순환시키는 기관들을 일컫는 말로, 1분간 5ℓ의 혈액을 쉬지 않고 우리 몸 곳곳으로 옮기는 심장과 혈액을 전달해 주는 혈관이 있다.

심장의 펌프 기능은 판막이 정교한 움직임을 통해 수축, 전기적 제어, 혈류를 제어할 수 있도록 해 주고 혈관은 분화(分化) 구조에 따라 몸속 말초신경까지 산소와 영양소를 운반해 주는 기능을 한다. 태어날 때부터 계속 움직이는 순환기 계통의 장기는 여러 질환을 일으킨다고 알려져 있다. 주요 질환 중에는 심근경색, 협심증과 같은 동맥경화성 질환에 기초하여 발병하는 질환과 심장판막증, 대동맥질환, 폐혈전색전증과 같이 직접 생명에 관여하는 질환이 포함되어 있다. 이 밖에도 일상 속 임상(臨床)에서 만날 수 있는 질병들이 순환기 계통에 포함돼 있다.

이 책은 의학을 배우는 사람이나 의료 관계 종사자를 대상으로, 순환기 계통의 질병과 그 구조에 대해 설명하기 위한 것이다. 원래는 간호사를 꿈꾸는 사람들이 주요 타깃 독자층이었지만, 실제로는 이보다 많은 내용이 포함돼 있으므로 의료 현장에서 일하는 사람들에게 도움이 될 것이라 생각한다.

오른쪽 페이지에는 일러스트를 배치해 기초 지식이 부족한 사람도 쉽게 알 수 있도록 구성하였으며 특히 일러스트는 지나치게 세세하지 않으면서도 필요한 부분을 빠짐없이 작성하였다.

그리고 기초가 전혀 없는 사람들을 위해 중요한 전문 용어는 주석으로 설명하였으며 곳곳에 작은 칼럼을 실어 독자들이 싫증나지 않도록 노력하였다. 이 책은 순환기 계통을 공부할 때 참고서로 이용해도 좋고 독서를 위해 통째로 읽어도 좋다. 이 책이 순환기 계의 생리와 질환을 이해하는 데 도움이 되길 바란다.

아코 준야

7장 혈관의 질환 ──────────── 157

심장의 구조와
운동

심장의 위치

POINT
● 심장은 흉곽(胸廓)으로 둘러싸여 있다.
● 심장 아래에는 가로막이 인접해 있다.
● 심장박동을 느낄 수 있는 부위를 알 수 있다.

심장은 몸의 정중앙에 위치하고 있는 기관

심장은 우리 몸의 정중앙에 위치해 있다. 복장뼈와 제2~6늑골의 뒤쪽에 있으며, 폐와 함께 늑골, 복장뼈, 척주로 구성된 흉곽 안에 둘러싸여 있다. 양쪽 폐 사이에 끼어 있는 것처럼 보이며 아래쪽에는 가로막(횡격막)이 인접해 있다.

심장의 윗부분은 등쪽으로 기울어져 있기 때문에 가슴에서 보면 우심실이 크게 보인다. 이러한 형태 때문에 심장은 왼쪽에 있다고 생각하는 경우가 많은데, 해부학적으로는 거의 정중앙에 위치하고 있어서 심장 마사지를 할 때 가슴의 정중앙을 압박하는 것이다. 또한 심장의 윗부분 주변을 심장 바닥(base of heart, 심저부, 심기저)이라고 하며 아래쪽 끝부분을 심장 끝(apex of heart, 심첨부)이라고 한다. 심장 바닥은 심장 윗부분의 뒤쪽에 위치해 있고 대동맥, 대동맥이 흐르는 곳을 가리킨다.

심장박동을 확인할 수 있다

심장 끝에서는 심장박동을 느낄 수 있는데, 이를 심첨박동이라고 한다. 참고로 심첨박동은 제 4~5늑간의 왼쪽 쇄골중선 부분에 손바닥 전체를 대 보면 느낄 수 있다. 또한 심장의 박동 부위에 따라 심장의 크기를 확인할 수 있기 때문에 심첨박동을 확인하는 것은 심장과 관련된 질병을 조기에 발견할 수 있는 기회이기도 하다. 특히 고혈압(p.174)의 원인이 되기도 하는 좌심실 비대(左室肥大)가 발견되는 경우도 있는데, 이 경우 심장 끝부분의 위치가 왼쪽 방향으로 어긋나기도 한다.

14

시험에 나오는 어구
심첨박동
심장의 끝부분에서 느껴지는 박동을 말한다. 제4~5늑간 왼쪽 쇄골중선부근에서 손바닥(또는 손가락 끝)으로 확인할 수 있다.

키워드
복장뼈(sternum)
가슴 앞면 정중앙에 위치하고 있는 뼈를 말한다. 성인 다음으로 많은 골수를 갖고 있으며 혈액의 20~30%가 만들어진다.

늑골
흉부를 넓고 있는 좁고 긴 활모양의 뼈로, 척추, 복장뼈와 함께 흉곽을 형성한다. 대부분 위쪽에 있는 늑골을 '제가늑골'이라고 하고 제가늑골과 제7늑골까지를 '제1늑간'이라고 한다.

척주
척추동물의 몸가짐 지탱하는 중심 골격으로, 경추, 흉추 요추, 천추, 미추의 추골이 연이어 붙어 있다.

가로막
흉강과 복강을 경계짓는 막으로 가로막가 근육성분이 많으며, 흡출을 이용하면서 아래위로 움직이는 운동을 통해서 호흡한다.

POINT
해당 페이지에서 학습할 내용의 포인트를 항목별로 정리했다.

3가지 주석
시험에 나오는 어구
각종 자격 시험에서 출제 빈도가 높은 어구를 선정했다.

키워드
본문 중에서 중요한 용어를 설명했다.

메모
내용을 더 깊이 있게 이해하기 위한 보충 설명을 수록했다.

컬러 일러스트와 해설
순환기의 구조를 알기 쉽게 컬러 일러스트를 수록했다.

칼럼
칼럼은 두 종류가 있다. Athletics Column 에는 운동과 신체에 관한 폭넓은 지식을 수록했고 COLUMN에는 해당 페이지의 내용 중에서 더 깊이 알아 두면 좋은 내용의 지식을 수록했다.

심장의 위치

심장은 양쪽 폐 사이에 위치하고 있으며 늑골, 복장뼈, 척주로 구성된 흉곽으로 둘러싸여 있다.

심장 끝은 제5늑간의 뒤쪽, 중앙흉골선에서부터 7~9cm가량 떨어진 곳이다.

COLUMN **가슴 왼쪽이 두근두근하는 이유는 뭘까?**

심장은 왼쪽 가슴 부근에 있다고 생각하기 쉽지만, 해부학적으로는 신체의 정중앙에 위치하고 있다. 예를 들어 심장 마사지를 할 때 가슴 한가운데를 압박하면서 심장의 형태를 잘 살펴보면 주먹보다 살짝 큰 원형 모양에 가깝다는 사실을 알 수 있다. 심장의 윗부분은 살짝 기울어져 있고 심장 끝부분이라고 하는 하단은 왼쪽으로 치우쳐 있다. '두근두근하는 심장박동을 확인할 수 있는 위치가 여기나 말하는 심장의 끝부분이다. 그렇기 때문에 심장이 왼쪽에 있다고 생각하는 것이다.

15

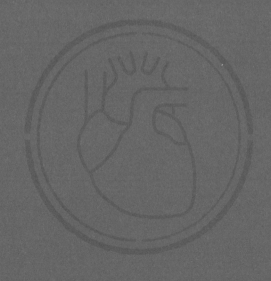

1장

심장의 구조와 운동

심장의 형태

POINT
- 심장은 전신에 혈액을 보내 주는 펌프 기능을 한다.
- 신체 활동에 필요한 영양소와 산소를 운반한다.
- 수축과 이완을 끊임없이 반복한다.

심장은 우리 몸에 혈액을 순환시키는 장기이다

심장은 '심근'이라는 근육으로 구성돼 있으며 온몸 혈액을 보내 주기 위한 펌프 역할을 수행하고 있다. 하루에 약 10만 회, 규칙적으로 계속 **박동**하면서 혈액을 온몸에 공급한다. 심장의 크기는 주먹보다 조금 크며 중량은 약 250~350g 정도 된다. 겉에서 봤을 때 거꾸로 된 원뿔 모양을 하고 있으며 바닥에 있는 부분을 **심기부**(심저), 앞쪽 끝부분을 **심첨부**라고 한다(p.14).

심장의 표면은 외부 충격을 완화시킬 수 있도록 심막이라는 탄력성을 가진 막으로 둘러싸여 있다. 또한 심막은 심장의 위치가 어긋나지 않도록 유지하는 인대 역할도 하고 있다.

심장의 벽은 대부분 근육 조직으로 이뤄져 있다

심장 자체를 구성하는 **근육 조직**인 심근은 골격근과 같은 **횡문근**에 속하지만, 스스로 움직일 수 없는 **불수의근**이기도 하다. 또한 심근은 **심장바깥막, 심장근육층, 심장내막**의 3개 층으로 이뤄져 있다.

심장바깥막은 심장벽에 위치하고 있고 장막과 지방 조직으로 구성돼 있으며 심장 근육층은 강인한 근육 조직으로, 심장의 펌프 기능에 원동력을 제공해 주는 역할을 한다. 그리고 심장내막은 심장의 내벽을 덮고 있다.

이렇게 심장은 심근 덕분에 **수축과 이완**을 규칙적으로 반복할 수 있다. 1분간 박출하는(내보내는) 혈액량은 약 5ℓ이고, 하루 동안 약 7200ℓ의 혈액을 온몸에 공급한다.

불수의근
자신의 의지로 움직일 수 없는 근육을 말하며 주로 심근, 평활근(혈관, 소화관)을 가리킨다.

 키워드

박동
심장의 근육이 규칙적으로 수축과 이완을 반복하는 운동을 말한다.

근육 조직
근육은 골격근, 심근, 평활근 3가지로 나뉘며, 일반적으로 '근육'이라 함은 골격근을 가리킨다. 세 종류 가운데 골격근은 뼈와 뼈를 연결하고 몸을 움직이게 하기 위한 근육이며, 본인의 의지대로 움직일 수 있는 수의근을 말한다. 평활근은 소화관과 기도와 같은 내장벽을 구성하는 근육이다. 가로무늬는 보이지 않는다.

심장의 형태

심장은 한 번 박동할 때마다 약 70~80㎖의 혈액을 방출시켜 온몸 구석구석으로 공급한다. 크기는 주먹보다 조금 크고 무게는 약 250~350g이다.

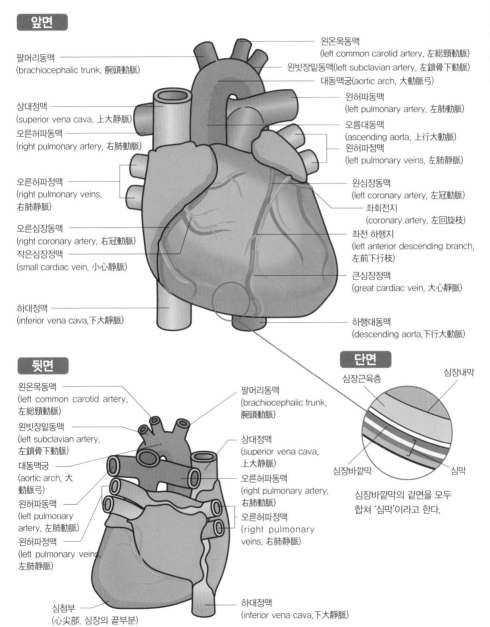

앞면

팔머리동맥
(brachiocephalic trunk, 腕頭動脈)

상대정맥
(superior vena cava, 上大静脈)

오른허파동맥
(right pulmonary artery, 右肺動脈)

오른허파정맥
(right pulmonary veins,
右肺静脈)

오른심장동맥
(right coronary artery, 右冠動脈)

작은심장정맥
(small cardiac vein, 小心静脈)

하대정맥
(inferior vena cava, 下大静脈)

왼온목동맥
(left common carotid artery, 左総頸動脈)

왼빗장밑동맥(left subclavian artery, 左鎖骨下動脈)

대동맥궁(aortic arch, 大動脈弓)

왼허파동맥
(left pulmonary artery, 左肺動脈)

오름대동맥
(ascending aorta, 上行大動脈)

왼허파정맥
(left pulmonary veins, 左肺静脈)

왼심장동맥
(left coronary artery, 左冠動脈)

좌회전지
(coronary artery, 左回旋枝)

좌전 하행지
(left anterior descending branch,
左前下行枝)

큰심장정맥
(great cardiac vein, 大心静脈)

하행대동맥
(descending aorta, 下行大動脈)

뒷면

왼온목동맥
(left common carotid artery,
左総頸動脈)

왼빗장밑동맥
(left subclavian artery,
左鎖骨下動脈)

대동맥궁
(aortic arch, 大
動脈弓)

왼허파동맥
(left pulmonary
artery, 左肺動脈)

왼허파정맥
(left pulmonary veins,
左肺静脈)

심첨부
(心尖部, 심장의 끝부분)

팔머리동맥
(brachiocephalic trunk,
腕頭動脈)

상대정맥
(superior vena cava,
上大静脈)

오른허파동맥
(right pulmonary artery,
右肺動脈)

오른허파정맥
(right pulmonary
veins, 右肺静脈)

하대정맥
(inferior vena cava, 下大静脈)

단면

심장근육층

심장내막

심장바깥막

심막

심장바깥막의 겉면을 모두
합쳐 '심막'이라고 한다.

11

심장의 내강

POINT
● 심장의 내부에는 4개의 공간이 있다.
● 혈액이 역류하지 않도록 모두 판막이 붙어 있다.
● 전신에 혈액을 공급하는 좌심실의 벽은 두껍다.

심장은 좌심계와 우심계로 나뉘어 있다

심장의 내강은 중격(中隔)이라는 벽을 기준으로 좌심계와 우심계로 나뉘며 좌심방, 좌심실, 우심방, 우심실이라는 4개의 방으로 나뉘어 있다.

여기서 주로 펌프 기능을 담당하는 것이 좌심실과 우심실 혈액을 일시적으로 모아 두는 좌심방, 우심방이다. 그리고 **상대정맥과 하대정맥**은 우심방으로 흘러들어가 우심실을 통해 **폐동맥**으로 흐른다. 또한 4개의 **폐정맥**(우상폐정맥, 우하폐정맥, 좌상폐정맥, 좌하폐정맥)은 좌심방으로 흘러들어가 좌심실을 통해 대동맥으로 흐른다.

좌우의 심방, 심실에는 **오른방실판막, 왼방실판막**(방실판막)이 붙어 있어 혈액이 심실에서 심방으로 역류하지 않도록 도와준다. 또한 폐동맥, 대동맥에도 각각 **폐동맥판막과 대동맥판막**이 붙어있어 심장에서 흘러나온 혈액이 심실로 역류하지 않도록 막아준다(p.16).

좌심실의 벽은 우심실보다 두껍다

심방과 심실은 대부분 근육으로 이뤄져 있지만, 근육의 두께가 서로 다르다.

심실에서는 혈액을 멀리 내보내기 위한 힘이 필요하다. 특히 좌심실은 온몸에 혈액을 공급하는 역할을 하고 있기 때문에 심장벽이 우심실보다 약 3배 정도 두껍다. 성인의 경우, 좌심실의 벽 두께가 대략 10mm이고 우심실은 2~3mm로 근육도 좌심실이 더 발달돼 있다.

 시험에 나오는 어구

오른방실판막
우심실과 우심방 사이에
있는 판막을 말한다.

승모판막
좌심실과 좌심막 사이에
있는 판막을 말한다.

방실판막
심실과 심방 사이에 있는
판막을 말하며 우심방과
우심실 사이에 있는 오른
방실판막은 삼첨판(三尖
弁)이라고도 하고 좌심방
과 좌심실 사이에 있는 왼
방실판막은 승모판막(僧
帽弁)이라고 한다.

폐동맥판막
우심실과 폐동맥 사이에
있는 판막을 말한다.

대동맥판막
좌심실과 대동맥 사이에
있는 판막을 말한다.

 키워드

중격
심장 좌우 사이에 위치하
고 있는 건강한 근육 벽
을 말한다. 선천성 질환이
많은 심실중격결손증은
심실중격에 구멍이 생기
는 것을 가리킨다.

심장 내강의 구조

심장은 좌심방, 좌심실, 우심방, 우심실 4개의 내강(內腔)으로 나뉘어 있다. 좌심실은 전신에 혈액을 공급하는 역할을 하기 때문에 우심실의 벽보다 3배 두껍다.

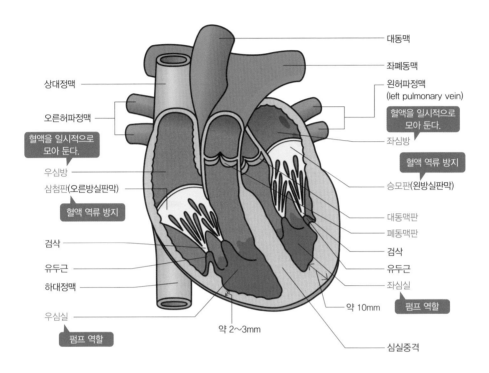

심실에서 유두상(乳頭狀)으로 돌출된 근육을 '유두근'이라고 한다. 유두근은 건삭에 의해 오른방실판막과 왼방실판막으로 이어져 있는데, 수축과 이완을 반복하면서 각각의 판막이 개폐 작용을 한다.

Athletics Column

심장은 지치지 않는다?

심장은 인간이 살아 있는 한 쉬지 않고 계속 움직인다. 심장의 벽은 대부분 근육으로 구성돼 있는데, 여기서 근육은 손이나 발이 움직이는 골격근이 아닌 '심근'으로 이뤄져 있다. 심근은 골격근과 달리, 뇌의 지령이 없어도 자유롭게 움직일 수 있다. 산소를 많이 포함하고 혈액이 끊임없이 흐르는 우리의 심장은 격렬한 운동을 해도 쉽게 산소 부족 상태에 빠지지 않고 골격근과 달리 의식적인 제어 없이 자율적으로 움직인다.

심장의 위치

POINT
- 심장은 흉곽(胸郭)으로 둘러싸여 있다.
- 심장 아래에는 가로막이 인접해 있다.
- 심장박동을 느낄 수 있는 부위를 알 수 있다.

심장은 몸의 정중앙에 위치하고 있는 기관

심장은 우리 몸의 정중앙에 위치해 있다. **복장뼈**와 제2~6늑골의 뒤쪽에 있으며, 폐와 함께 **늑골, 복장뼈, 척주**로 구성된 흉곽 안에 둘러싸여 있다. 양쪽 폐 사이에 끼어 있는 것처럼 보이며 아래쪽에는 **가로막**(횡격막)이 인접해 있다.

심장의 윗부분은 등쪽으로 기울어져 있기 때문에 가슴에서 보면 우심실이 크게 보인다. 이러한 형태 때문에 심장은 왼쪽에 있다고 생각하는 경우가 많은데, 해부학적으로는 거의 정중앙에 위치하고 있어서 심장 마사지를 할 때 가슴의 정중앙을 압박하는 것이다. 또한 심장의 윗부분 주변을 **심장 바닥**(base of heart, 심저부, 심기부)이라고 하며 아래쪽 끝부분을 **심장 끝**(apex of heart, 심첨부)이라고 한다. 심장 바닥은 심장 윗부분의 뒤쪽에 위치해 있고 폐동맥, 대동맥이 흐르는 곳을 가리킨다.

심장박동을 확인할 수 있다

심장 끝에서는 심장박동을 느낄 수 있는데, 이를 **심첨박동**이라고 한다. 참고로 심첨박동은 제 4~5늑간의 왼쪽 쇄골중선 부분에 손바닥 전체를 대 보면 느낄 수 있다. 또한 심장의 박동 부위에 따라 심장의 크기를 확인할 수 있기 때문에 심첨박동을 확인하는 것은 심장과 관련된 질병을 조기에 발견할 수 있는 기회이기도 하다. 특히 고혈압(p.174)의 원인이 되기도 하는 좌심실 비대(左室肥大)가 발견되는 경우도 있는데, 이 경우 심장 끝부분의 위치가 왼쪽 방향으로 어긋나기도 한다.

 시험에 나오는 어구

심첨박동
심장의 끝부분에서 느껴지는 박동을 말한다. 제5늑간 왼쪽 쇄골중선부근에서 손바닥이나 손가락 끝으로 확인할 수 있다.

 키워드

복장뼈(sternum)
가슴 앞면 정중앙에 위치하고 있는 뼈를 말한다. 장골 다음으로 많은 골수를 갖고 있어 혈액의 20~30%가 만들어진다.

늑골
흉부를 덮고 있는 좁고 긴 활모양의 뼈로, 척추, 복장뼈와 함께 흉곽을 형성한다. 쇄골 바로 아래에 있는 늑골을 '제1늑골' 제1늑골과 제2늑골사이를 '제1늑간'이라고 한다.

척주
척추동물의 체간을 지탱해 주는 골격으로, 경추, 흉추, 요추, 천추, 미추의 추골이 연이어 붙어 있다.

가로막
흉강과 복강의 경계를 만드는 가로무늬 근육성의 막으로, 호흡이 이뤄지면서 위, 아래로 움직인다. 가로막은 들이마실 때 내려가고 내뱉을 때 올라간다.

심장의 위치

심장은 양쪽 폐 사이에 위치하고 있으며 늑골, 복장뼈, 척주로 구성된 흉곽으로 둘러싸여 있다.

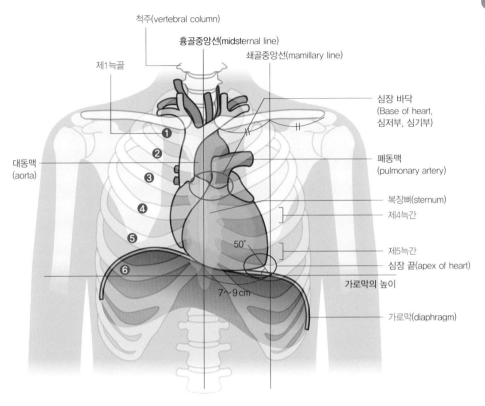

심장 끝은 제5늑간의 뒤쪽, 중앙흉골선에서부터 7~9cm가량 떨어진 곳이다.

COLUMN 가슴 왼쪽이 두근두근하는 이유는 뭘까?

심장은 왼쪽 가슴 부근에 있다고 생각하기 쉽지만, 해부학적으로는 신체의 정중앙에 위치하고 있다. 예를 들어 심장 마사지를 할 때 가슴 한가운데를 압박하면서 심장의 형태를 잘 살펴보면 주먹보다 살짝 큰 원뿔 모양에 가깝다는 사실을 알 수 있다. 심장의 윗부분은 살짝 기울어져 있고 심장 끝부분이라고 하는 하단은 왼쪽으로 치우쳐 있다. '두근두근'하는 심장박동을 확인할 수 있는 위치가 여기서 말하는 심장의 끝부근이다. 그렇기 때문에 심장이 왼쪽에 있다고 생각하는 것이다.

4개의 심장판막

POINT
● 판막에는 근육이 없다.
● 판막은 심장의 혈류를 한 방향으로 진행하게 한다.
● 판막은 혈액이 역류하지 않도록 막아 준다.

심장판막은 심근이 없어 수동적으로 움직인다

심장판막은 정맥혈과 동맥혈의 역류를 방지하는 역할을 한다. 심장에는 심방 2개, 심실 2개가 있는데, 여기서 혈류를 규칙적으로 나누는 것이 판막이다. 판막은 근육이 없지만, 혈액의 압력이 상승하면 입구가 열리고 혈액이 들어오는 구조로 움직인다.

우심방과 우심실에 있는 판막을 **삼첨판**이라 하고, 3개의 첨판으로 구성돼 있다. 한편, 좌심방과 좌심실 사이에 있는 판막은 **승모판막**이라고 한다. 또한 우심실에서 폐동맥까지 출구 역할을 하는 판막을 **폐동맥판막**이라 하며 좌심실부터 대동맥까지 출구로 이어진 판막을 **대동맥판막**이라 한다. 이 4가지 판막이 심장의 혈액이 규칙적으로 순환하고 혈액이 역류하는 것을 방지하고 있다.

역류를 막는다

심방과 심실 사이의 방실판막 끝에는 '건삭'이라고 하는, 건어물 같이 생긴 가느다란 힘줄이 붙어 있다(p.13). 수축기 심실 압력이 높아지면 근육군인 유두근이 수축하게 된다. 그러면 건삭이 당겨지면서 낙하산 같은 형태로 변하는데, 건삭은 고압 상태에서도 첨판이 뒤집히거나 심실에 있는 혈액이 심방으로 역류하지 않도록 막아 주는 역할을 한다. 최근에는 고령화가 진행되면서 판막의 변성 또는 석회화에 따른 심장판막증(p.138)이 많아지고 있다. 심장판막증의 원인은 크게 선천성과 후천성으로 나눌 수 있는데, 후천성인 경우 **류마티스 열**의 후유증이나 심근경색, 동맥경화 등이 있다.

시험에 나오는 어구

류마티스 열
세균 감염으로 생기는 병을 말하며 류마티스 관절염과는 다르다. 류마티스 열은 A군연쇄구균(Group A Streptococci)에 감염됐을 때 치료를 아예 받지 않았거나 조금 덜 받은 경우에 발병하는 합병증이다. 발열, 관절의 통증, 피부 발진, 심장의 염증과 같은 증상이 나타난다. 감염증의 원인인 세균을 제대로 치료하기 위해 페니실린, 아목시실린(amoxicillin)과 같은 항생제를 투여한다. 또한 심장의 염증(심염)이 나타났을 때 적절한 치료를 받지 못하면 심장판막증이 발병할 수 있다.

키워드

정맥혈
온몸에 산소를 공급해 주고 난 후의 혈액을 말한다. 이산화탄소를 많이 포함하고 있다.

동맥혈
폐포를 통해 산소를 많이 포함하고 있는 혈액. 정맥혈보다 붉은색이다.

심장 판막의 구조

다음 그림은 심장을 등의 위쪽에서 본 것이다. 심장은 판막으로 인해 혈액의 흐름을 컨트롤하거나 역류하지 않도록 막아 주고 있다.

이완기

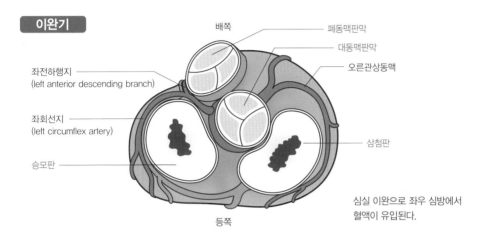

배쪽

폐동맥판막

대동맥판막

오른관상동맥

좌전하행지
(left anterior descending branch)

좌회선지
(left circumflex artery)

승모판

삼첨판

등쪽

심실 이완으로 좌우 심방에서
혈액이 유입된다.

수축기

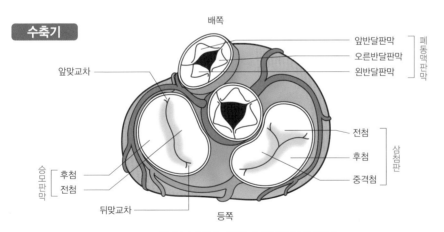

배쪽

앞반달판막
오른반달판막
왼반달판막

폐동맥판막

앞맞교차

전첨
후첨
중격첨

삼첨판

승모판막
후첨
전첨

뒤맞교차

등쪽

심실이 수축하면 대동맥과 폐동맥에서 방출된다.

첨판이란?

승모판막은 2개고, 그 밖의 판막은 3개의
첨판으로 이뤄져 있다. 동맥판막은 주머니
모양의 판막이 3개로 이뤄져 있다.

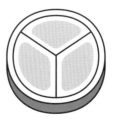

심장으로 혈액을 보내는 관상동맥

- 심장을 둘러싼 동맥이다.
- 심장에 영양분과 산소를 보낸다.
- 대동맥동에서 좌우로 나뉜다.

심장에 영양분을 보내 주는 혈관

앞에서 심장은 주로 근육으로 이뤄져 있고 온몸 구석구석에 혈액을 공급하는 펌프 역할을 한다고 설명했다. 하지만 펌프의 기능이 정상적으로 작동하려면 산소와 영양분이 필요하다.

이때 산소와 영양분을 공급하는 곳이 심장을 넓게 둘러싸고 있는 3개의 **관상동맥**(심장동맥)이다. 관상동맥은 **대동맥동**(발살바동, sinus of valsalva)을 기준으로 좌우로 분지(分枝)되는데, 왼쪽 혈관의 뿌리 부분을 **주간부**(主幹部)라고 한다. 여기에서 다시 **좌회선지**와 **좌전하행지**라는 동맥으로 분지된다. 또한 **오른관상동맥**은 심근에 넓게 관류(灌流)하여 좌심실, 우심실에 혈액을 보낸다. 심장에 공급되는 산소와 영양소의 약 95%는 심장의 뒤쪽에서 움직이는 **관정맥동**에 모여 우심방으로 흐른다. 이를 **관상순환**(coronary circulation)이라고 한다.

심장은 많은 산소가 필요하다

수축기의 관상동맥은 심근으로 압박하기 때문에 좌심실이 이완기일 때 많은 혈액을 방출한다. 심장은 산소 소비량이 많은 곳으로, 관상동맥에서 흐르는 혈액 속 산소의 **약 70%**를 심장이 소비한다. 따라서 심근 조직 중에서 방출됐다가 다시 흘러들어온 관상정맥의 산소 농도는 극히 낮다고 할 수 있다.

또한 관상동맥은 다른 동맥과 **문합**(anastomosis)되지 않기 때문에 하나의 혈관이 좁아지거나(협착) 막히면(폐쇄) 심근이 움직이지 않아 **협심증**(p.104,p.106)이나 **심근경색**(p.108)에 걸릴 가능성이 있다.

협심증
허혈성 심질환 중 하나로 심장의 근육(심근)에 공급되는 산소가 부족할 때 생긴다. 일시적인 흉통과 압박감을 느끼게 되지만, 안정을 취하면 가라앉는다.

심근경색
심장에서 산소와 영양소를 공급하는 혈관(관상동맥)의 혈류가 막혔을 때 그 부분의 세포가 괴사하게 되는 상태를 말한다.

문합
신경과 혈관 등이 서로 만나는 상황을 가리키는 말이다. 외과 수술에서는 원래는 떨어져 있는 장기와 내강을 연결하는 상황을 가리킬 때도 있다.

관상동맥의 구조

심장에 산소와 영양소를 전달하는 관상동맥은 심장 전체를 둘러싸고 있다.

대동맥동이란, 상행대동맥의 기시부에 3개로 나뉜 곳으로, 대동맥궁이라고 부르는 주머니를 말한다. 다른 말로 발살바동이라고도 하며 좌우에 관상동맥이 연결돼 있다. 대동맥동의 대동맥벽에서는 중간막의 일부분이 결손되거나 대동맥동이 팽창하면 동맥류가 발생하게 된다.

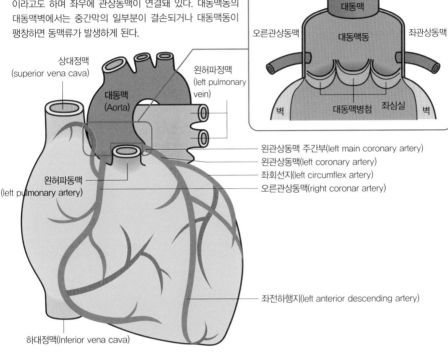

상대정맥
(superior vena cava)

대동맥
(Aorta)

왼허파정맥
(left pulmonary
vein)

왼허파동맥
(left pulmonary artery)

하대정맥(Inferior vena cava)

대동맥

오른관상동맥

대동맥동

좌관상동맥

벽

대동맥판첨

좌심실

벽

왼관상동맥 주간부(left main coronary artery)
왼관상동맥(left coronary artery)
좌회선지(left circumflex artery)
오른관상동맥(right coronar artery)

좌전하행지(left anterior descending artery)

관상순환

관상동맥을 통해 혈액을 심근으로 운반하고 펌프 기능을 위해 영양소를 공급하는 혈액순환(또는 그러한 흐름)을 말한다.

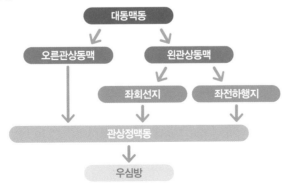

대동맥동

오른관상동맥

왼관상동맥

좌회선지

좌전하행지

관상정맥동

우심방

오른관상동맥은 우심실, 우심방, 좌심실의 하벽(下壁)과 심실중격 일부에 영양을 공급하는 역할을 담당한다.
그리고 왼관상동맥은 좌심실 대부분과 좌심방, 심실중격의 절반 정도 부분에 영양을 공급한다. 또한 관상정맥동을 지나지 않고 직접 우심방과 우심실로 흐르는 정맥도 있다.

19

자극전도계

- 심근 수축을 위한 전기 자극의 경로를 말한다.
- 전기 자극에 의해 규칙적인 리듬을 유지할 수 있다.
- 동방결절은 심장의 전기적인 신호가 시작되는 곳이다.

심장을 움직이기 위한 전도로

심장은 규칙적인 리듬을 통해 수축과 이완을 반복한다. 이 리듬이 깨지지 않는 이유는 **자극전도계**(impulse con conducting system)라고 불리는 전기가 흐르기 때문이다. 자극전도계는 **동방결절**(sinoatrial node), **방실결절**(atrioventricular node), **방실다발**(atrioventricular bundle), **좌각·우각, 푸르킨예 섬유**(purkinje fibers)로 구성돼 있다. 우선 우심방에 있는 동방결절에서 전기 자극이 발생한다. 여기에서 발생한 자극이 심방을 지나 심실전각에 도달하는데, 여기서 방실다발, 좌각·우각, 푸르킨예 섬유를 지나고 심실 전체에 전기 신호를 전달해 **심실이 수축**하면서 박동하게 된다.

심장이 박동하기까지의 속도

동방결절에서 발생한 전기 자극은 각 순서에 맞춰 흐르면서 심장을 움직이게 하며 전기 신호를 초당 1회 정도씩 전달한다. 속도의 경우, 방실결절을 지낼 때 전도 속도가 가장 느려지는데, 그 속도가 **초속 0.05m**라고 한다. 푸르킨예 섬유를 지날 때는 **초속 4m**로 속도가 가장 빨라진다. 그리고 심근은 전기 자극으로 작아졌다가(수축) 다시 자극이 없어지면 커진다(이완). 심전도상에서는 동방결절에서 발생하는 전기 자극을 심방근으로 전달하는 파형을 **P파**, 방실결절에서 방실다발, 좌각·우각, 푸르킨예 섬유를 거쳐 심실로 전달되는 파형을 **QRS파**라고 한다. 이 파형들이 서로 조화롭게 연결되지 않으면 심장박동이 불규칙한 **부정맥**이 생긴 것으로 생각할 수 있다.

시험에 나오는 어구

자극전도계
심장은 전신에 혈액을 보내기 위해 전기 신호를 심장 전체에 규칙적으로 전달함으로써 심장 근육을 움직인다. 여기서 전기 신호를 전달하는 역할을 담당하는 것이 동방결절, 방실결절, 방실다발, 좌각·우각, 푸르킨예 섬유인데 이렇게 특수한 다발을 총칭하는 말을 자극전도계라고 한다. 또한 자극전도계를 이용해 자발적으로 전기를 발생시킨 기능을 자동능(自動能)이라 한다.

P파
심전도 검사를 할 때 처음으로 보이는 작은 파동을 말한다. 심방의 수축을 나타낸다(p.84).

QRS파
심전도를 검사할 때 P파 다음으로 보이는 파동을 말한다. 심실의 수축을 나타낸다(p.84).

키워드

부정맥
심장 박동의 리듬이 일정하지 않은 상태로, 리듬이 규칙적이지 않으면 경우에 따라 생명에 영향을 줄 수도 있다(p.116).

자극전도계의 활동

심장이 수축과 이완을 규칙적으로 할 수 있는 것은 자극전도계가 적절히 활동하고 있기 때문이다. 전신에 혈액을 공급하기 위해 심근을 움직인다.

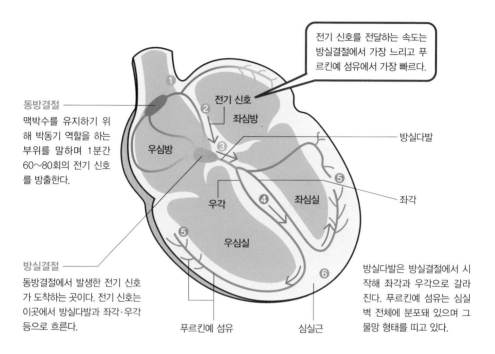

전기 신호를 전달하는 속도는 방실결절에서 가장 느리고 푸르킨예 섬유에서 가장 빠르다.

동방결절
맥박수를 유지하기 위해 박동기 역할을 하는 부위를 말하며 1분간 60~80회의 전기 신호를 방출한다.

전기 신호
좌심방
우심방
방실다발
우각
좌심실
좌각
우심실
푸르킨예 섬유
심실근

방실결절
동방결절에서 발생한 전기 신호가 도착하는 곳이다. 전기 신호는 이곳에서 방실다발과 좌각·우각 등으로 흐른다.

방실다발은 방실결절에서 시작해 좌각과 우각으로 갈라진다. 푸르킨예 섬유는 심실 벽 전체에 분포돼 있으며 그 물망 형태를 띠고 있다.

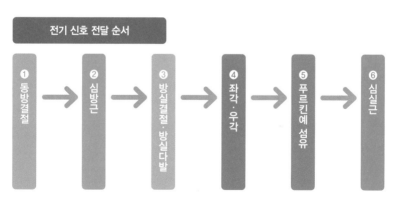

전기 신호 전달 순서

❶ 동방결절 → ❷ 심방근 → ❸ 방실결절·방실다발 → ❹ 좌각·우각 → ❺ 푸르킨예 섬유 → ❻ 심실근

전기 신호가 ①에서 ⑥까지 지나면 심장은 1회 수축한다. 자극은 동방결절에서 발생하지만, 동방결절에 이상이 생기면 방실결절에서 자극이 발생하는 경우도 있다.

심장 주기

POINT
- 심장은 수축과 이완을 주기적으로 반복하고 있다.
- 심장 주기의 시작은 P파이다.
- 심장의 활동은 심전도의 파형으로 나타난다.

심장은 수축기와 이완기를 반복한다

심장 주기(cardiac cycle)란, 심장이 수축과 이완을 반복하며 주기적으로 박동하는 과정을 말한다. 심장은 수축과 이완을 반복하고 혈액순환을 하고 있으며 **수축기**(심실수축기)에는 **등용성 수축기, 박출기**(구출기, ejection period)가 있고 **이완기**(심실이완기)에는 **등용성 이완기, 충만기** (filling phase, 심방수축기)가 있다. 등용성 수축기는 심실이 수축하면서 방실판막이 닫히고 동맥판막이 열릴 때까지의 과정, 박출기는 심실 내압이 동맥압을 넘었을 때 동맥판막이 닫히면서 박출하는 과정, 등용성 이완기는 동맥판막이 닫히고 나서 방실판막이 열릴 때까지의 과정, 충만기는 심실 내압이 방실압보다 떨어지면서 방실판막이 열리고 심실에 혈액이 유입되는 과정을 말한다.

심장 주기의 활동은 심전도로 나타난다

심장의 활동 주기에서 제일 처음 나타나는 것은 좌심방과 우심방이 수축하는 충만기(심방수축기)이다. 심전도에서는 P파, 좌심실, 우심실의 수축을 QRS파라고 한다. 참고로 이는 **좌심실의 흥분**을 나타낸다. 또한 박출기 때 좌심실과 우심실이 강하게 수축하는 것을 **T파**라고 한다.

한편 좌심실과 우심실의 심근이 이완하기 시작해 심실내압이 떨어지면 등용성 이완기가 된다. 그 후 심실내압이 떨어지면 방실판막이 열리고 심실에 혈액이 유입되는 과정을 충만기라고 한다. 그러면 다시 심방수축기가 되고 새로운 심장 주기가 시작되는 것이다.

시험에 나오는 어구

수축기
심장이 수축하기 시작할 때부터 대동맥판막이 폐쇄될 때까지의 과정

이완기
심장의 대동맥판막이 폐쇄된 후부터 그다음 수축이 일어날 때까지의 과정

키워드

T파
수축된 심장이 원상태로 되돌아갈 때 생기는 파형

메모

박출기
처음 수축될 때는 박출이 빠르고 강하게 일어나기 때문에 급속 수축기라고도 불린다. 급속 수축기가 지난 후 박출의 속도는 서서히 느려지는데, 이 기간을 완서박출기(저감박출기)라고 부른다.

충만기
방실판막이 열리면 혈액이 심실 내로 빠르고 강하게 유입되는데, 이 시기를 급속충만기라고 한다. 혈액이 빠르고 강하게 유입된 후 혈액이 느리고 천천히 유입되는 시기를 완서충만기(저감충만기)라고 한다.

심장 주기의 구조

심장은 수축과 이완을 반복한다. 이 일련의 활동을 심장 주기라고 한다. 심실이 수축할 때를 수축기, 확장해 이완할 때를 이완기라고 한다.

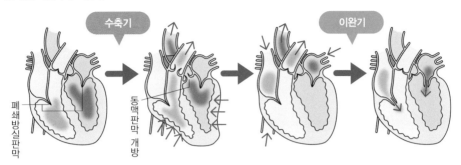

수축기

이완기

폐쇄방실판막

동맥판막 개방

등용성 수축기
심실이 수축하기 시작하면 심실내압이 상승하면서 모든 판막이 닫힌다.

박출기
심실내압이 동맥내압보다 높아지면 동맥판막이 열린다. 그리고 심실에 있는 혈액은 동맥으로 흐른다.

등용성이완기
심실근이 이완해 동맥에 혈액을 흘려보내면 심실압이 떨어진다. 동맥압보다 심실압이 낮아지면 판막이 모두 닫힌다.

충만기
심실의 내압이 내려가면 방실판막이 열리고 심실로 심방의 혈액이 유입된다.

심장 주기의 심실 · 심방압 변화와 심전도

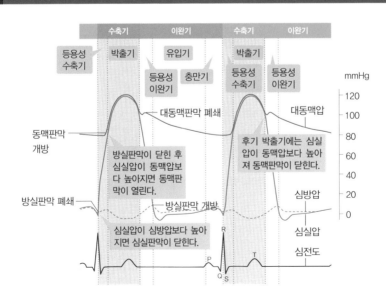

23

AED란 무엇인가?

AED(자동 심장 충격기)는 심장이 정상적으로 박동하지 않아 심정지 상태가 된 경우, 심장에 전기 자극을 줘 다시 정상 심박동으로 회복시키기 위한 의료 기기를 말한다. 한국은 2008년 「응급의료에 관한 법률」이 개정돼 이후 위급 상황에서 누구나 사용할 수 있도록 역이나 학교와 같이 사람이 많이 모인 장소에 설치하고 있다.

심정지가 일어나는 원인의 대부분은 심실세동(VF), 심실 빈맥(VT)과 같은 부정맥인데, 이에 반해 언제 어디서 심정지가 일어날지 예측하기는 매우 어렵다. 따라서 누구나 AED를 쉽게 사용할 수 있도록 음성 가이드가 붙어 있다.

심정지가 발생한 경우, 심장에서 온몸으로 혈액이 공급되지 않기 때문에 박동이 돌아온다 하더라도 회복될 때까지의 시간이 걸릴수록 후유증이나 추후 사망할 위험이 크다.

AED를 사용했을 때 그 성공률이 100%는 아니지만, 심정지 환자에게 AED를 바로 실시하지 않으면 심정지 후 10분 지날 때마다 생존율이 7~10% 정도 떨어진다고 한다. 1분 1초라도 빨리 심박동을 회복시켜 몸 구석구석에 혈류를 공급해야 하기 때문에 심정지 직후에는 심폐소생술과 AED로 제세동(defibrillation)을 하는 것이 중요하다.

심정지가 발생한 사람을 발견했다면 바로 구조 요청을 함과 동시에 흉골 압박으로 심폐소생술을 실시한다. 이때 되도록 많은 사람을 모아 AED를 빠르게 실시하자. 일본에서는 응급 구조 요청을 하고 구급차가 도착할 때까지 평균 8분 정도 걸린다고 한다.

구조대가 빠르게 도착해 AED를 실시하는 것보다 그 장소에 있는 사람들끼리 협력해 한시라도 빨리 응급처치를 함으로써 환자가 회복할 수 있도록 돕는 것이 중요하다. 구조대를 마냥 기다린다면 생명은 잃기 십상이다.

AED가 더 많이 보급돼 한 사람의 목숨이라도 더 살릴 수 있길 바란다.

2장

혈관과 순환

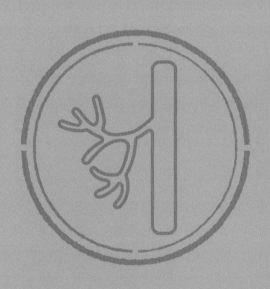

심장 혈액의 흐름

POINT

- 심장은 펌프 기능을 통해 혈액을 온몸에 공급하고 있다.
- 좌심계는 혈액을 폐에서 온몸으로, 우심계는 온몸에서 폐로 보낸다.
- 강한 압력으로 혈액을 쏟아 내는 좌심실의 벽은 매우 두껍다.

우심실의 혈액은 이산화탄소를 많이 포함하고 있다

심장은 펌프 기능을 통해 우리 몸속 세포에 혈액을 보내고 있다. 심장이 한 번 박동할 때마다 약 70~80㎖의 혈액이 공급되며 1분간 약 5ℓ의 혈액이 몸속으로 배달되는 것이다. 먼저 혈액이 흐르는 과정을 살펴보면 심장 우측(우심방, 우심실)에 흐르는 것은 온몸에서 모인 혈액이며 **이산화탄소**를 많이 포함하고 있다(정맥혈). 혈액은 대동맥에서 우심방으로 쏟아지는데 여기서 그대로 우심실로 흐르며 우심실에서는 **폐동맥**을 통과해 양쪽 폐에 공급된다. 한편, 심장 좌측(좌심방, 좌심실)에 흐르는 것은 산소가 많이 포함된 혈액으로(동맥혈), 양쪽 폐에서 **폐정맥**을 통과해 좌심방으로 흐른다. 그리고 그대로 좌심실에 쏟아지는데, 좌심실에서 대동맥을 지나 다시 전신으로 혈액이 공급된다.

참고로 동맥은 좌심실, 우심실에서 혈액을 보내는 혈관, 정맥은 좌심방, 우심방으로 혈액이 유입되는 혈관이다.

혈액을 보내는 구조

심장은 먼저 좌우 **심방**의 근육이 수축하면 **오른방실판막**과 **방실판막**이 열리면서 심방 내의 혈액이 심실로 흐르게 된다. 이때 공급된 혈액이 심실에 쌓이면 심실압이 높아지는데, 그러면 다시 오른방실판막과 방실판막이 닫혀 심실의 수축이 시작된다. 좌심실과 우심실이 수축하면 **대동맥판막**과 **폐동맥판막**이 열리고 심장에서 혈액이 한꺼번에 방출된다. 심장에서 혈액이 나오면 심실의 근육이 이완하면서 대동맥판막과 폐동맥판막이 다시 닫힌다. 이 과정을 반복하면서 혈액이 배출된다.

시험에 나오는 어구

폐동맥
심장으로 돌아온 혈액을 우심실에서 폐로 보내는 혈관을 말한다. 동맥이라고는 하지만, 폐동맥 안에 흐르는 것은 정맥혈이다.

폐정맥
폐에서 좌심방으로 되돌아가는 혈관을 말한다. 정맥이지만 산소를 많이 포함하고 있어 동맥혈이 흐른다고 할 수 있다.

심장에 흐르는 혈액

심장은 혈액을 전신으로 보내기 위해 열심히 펌프질을 한다. 맨 처음 심방이 수축하고, 그다음에 심실이 수축하면 혈액이 온몸 구석구석으로 흐르게 된다. 이때 심방, 심실을 지나는 판막이 열리고 닫히면서 혈액이 컨트롤된다.

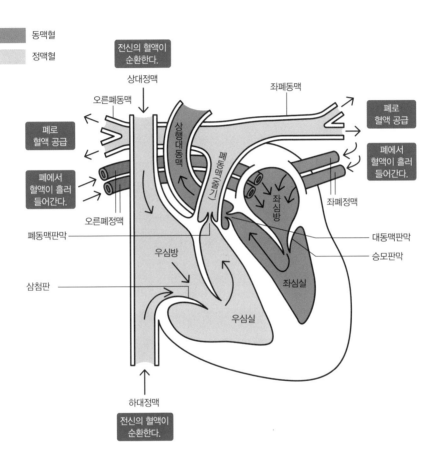

COLUMN **심장의 작업량을 좌우하는 전부하와 후부하**

전부하는 심근이 수축하기 직전, 심실에 가해지는 부하를 가리킨다. 심실로 흘러들어온 혈액량이 많을수록 전부하가 커지기 때문에 용량 부하라고도 한다. 정맥혈이 많이 흘러들어가면 부하도 커지는 것이다. 그리고 후부하는 심근이 수축하기 시작한 직후, 심장에 가해지는 부하를 말한다. 심장은 혈액을 동맥으로 돌려 보낼 때 동맥압과 싸우며 밀어 내기 때문에 심장에서 나가는 혈액이 많으면 부하도 커진다. 따라서 후부하를 압력 부하라고도 한다.

동맥과 정맥의 기능과 구조

POINT
- 동맥은 내막, 중막, 외막으로 구성돼 있다.
- 동맥은 정맥과 비교했을 때 두껍고 탄력이 있다.
- 정맥에는 역류 방지 판막이 있다.

동맥과 정맥은 3개의 층으로 이뤄져 있다

혈관은 심장에서 박출되는 혈액을 온몸으로 운반하는데, 흔히 말하는 간선도로와 같은 역할을 한다. 혈관에는 **동맥**, **정맥**, **모세혈관**(p.30)이 있고 동맥은 **내막**, **중막**, **외막**이라는 3개의 층으로 이뤄져 있으며 각 층 사이에는 **탄성섬유**라는 시트지 같이 생긴 조직이 있다.

그중에서도 심장과 직접 연결돼 있는 동맥은 초속 150cm로 혈액을 방출하는데, 이때 생기는 압력을 견디기 위해 중막에는 탄성섬유가 풍부하다. 참고로 중막은 평활근과 탄성섬유로 이뤄져 있다.

정맥도 동맥과 같이 내막, 중막, 외막이라는 3개의 층으로 구성돼 있다. 정맥은 심장으로 혈액을 운반하는 혈관이지만 혈관벽이 얇다. 심장으로 되돌아가는 혈액의 압력이 동맥에 비해 약하고 혈액을 밀어내는 힘도 약하기 때문에 혈액이 역류하지 않도록 판막이 붙어 있다.

동맥에는 정맥의 혈액이 흐른다

동맥은 심장에서 나오는 혈액을 운반하는 혈관이다. 심장의 펌프 작용으로 강한 압력이 생기면서 혈액의 흐름도 빨라지기 때문에 정맥과 비교했을 때 혈관벽이 두껍고 탄력이 있다.

또한 심장에서 혈액이 방출되면 동맥은 부풀거나 쪼그라드는 운동을 하며 우리 몸 여기저기에 혈액을 보낸다.

반면 정맥은 정맥에 있는 근육으로, 수축 운동이 일어나 혈액을 심장으로 되돌려 보낸다. 또한 정맥은 혈액을 많이 저류(貯留)할 수 있기 때문에 **용량 혈관**이라고도 한다.

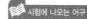
시험에 나오는 어구

탄성섬유
결합 조직을 만드는 섬유 중 하나로 혈관벽과 폐조직 등에 많이 포함돼 있다. 엘라스틴(elastin)이라는 단백질로 이뤄져 있으며 신축성이 풍부하다. 또한 잡아당기면 2~2.5배 정도 늘어나는데, 그물코 모양으로 늘어나거나 막(膜)처럼 변하기도 한다.

키워드

평활근
자율 신경의 지배를 받기 때문에 스스로 움직일 수 없는 불수의근을 말한다.

용량 혈관
정맥 전반을 가리키는 용어로, 정맥의 혈관벽이 얇고 늘어나기 쉬워 혈액을 저장하는 역할을 한다.

동맥과 정맥의 구조

동맥과 정맥 모두 내막, 중막, 외막이라는 3개의 층이 있다. 정맥에는 혈액이 역류하지 않도록 막아 주는 판막이
붙어 있다.

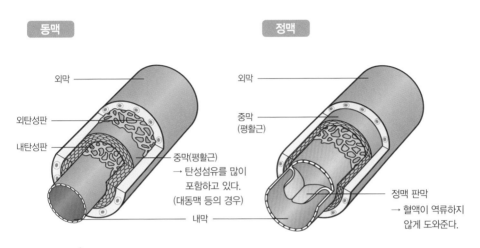

동맥

외막

외탄성판

내탄성판

중막(평활근)
→ 탄성섬유를 많이
포함하고 있다.
(대동맥 등의 경우)

내막

정맥

외막

중막
(평활근)

정맥 판막
→ 혈액이 역류하지
않게 도와준다.

혈관벽의 구조

동맥은 높은 압력으로 심장에서 밀려나온 혈액이 한꺼번에 흐르기 때문에 혈관벽이 두껍고 탄력이 높다. 정맥은
심장으로 되돌아가는 혈액을 운반하기 때문에 동맥에 비해 혈관벽이 얇다.

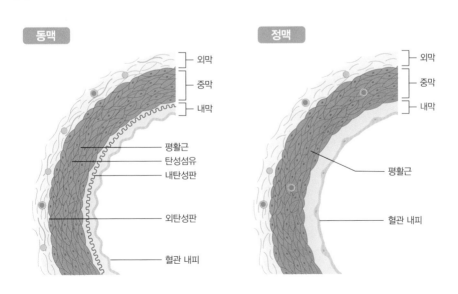

동맥

외막

중막

내막

평활근

탄성섬유

내탄성판

외탄성판

혈관 내피

정맥

외막

중막

내막

평활근

혈관 내피

모세혈관의 기능과 구조

POINT
- 모세혈관은 1개의 얇은 막으로 구성돼 있다.
- 물질을 교환하는 역할을 한다.
- 신체 기관마다 모세혈관의 구조가 다르다.

혈액순환의 최종 목적지

모세혈관은 동맥계와 정맥계를 연결하는 얇은 혈관으로, 온몸을 팽팽하게 감싸고 있다. 하지만 각막과 수정체 그리고 연골 조직에는 이 모세혈관이 없다. 모세혈관의 두께는 **약 0.005~0.02mm**이며 혈관 벽은 1개 층으로 이뤄진 부드러운 내피세포(endothelial cell)로 구성돼 있다. 이 내피세포에는 작은 구멍들이 뚫려 있는데, 크기는 **적혈구**가 통과할 수 있을 정도이고 산소, 이산화탄소, 영양소, 수분과 같은 물질들이 서로 **물질 교환**을 수행한다. 특히, 물질대사가 활발한 심근이나 뇌에는 모세혈관의 밀도가 높기 때문에 물질 교환이 효율적으로 이뤄져야 한다. 또한 모세혈관 밖으로 나온 산소와 영양소는 세포 사이를 채우는 간질액에 의해 서로 섞여서 세포 속으로 들어간다.

또한 이산화탄소 노폐물 등은 **간질액**과 함께 정맥과 이어지는 모세혈관으로 스며들어간다.

내피세포의 구성에 따라 3가지로 분류할 수 있다

모세혈관의 구조와 움직임은 신체 기관마다 다르며, **연속형 모세혈관**, **유창형 모세혈관**, **비연속형 모세혈관**으로 나눌 수 있다.

연속형 모세혈관은 골격근, **중추신경계** 등의 모세혈관에서 볼 수 있다. 보통 연속형 모세혈관에서는 가스나 작은 분자가 교환된다. 유창형 모세혈관은 소장이나 신장, **내분비** 조직에서 볼 수 있다. 비연속형 모세혈관은 간 조직에서 볼 수 있는데, 다른 모세혈관에 비해 구멍이 크기 때문에 큰 세포나 분자를 교환할 수 있다.

 시험에 나오는 어구

적혈구
골격을 생성하고 산소를 운반하는 혈구로, 혈액 속에서의 수명은 약 120일이다. 보통 간이나 지라(비장)에서 파괴된다. 적혈구는 핵이 없기 때문에 형태를 바꾸면서 좁은 공간도 빠져나갈 수 있다.

간질액
세포와 세포 사이에 있는 액체를 말한다. 모세혈관에서 흘러나와 물질 교환을 할 때 산소와 영양분을 세포에 전달하기도 한다.

 키워드

중추신경계
신경계 중에서도 중추 역할을 담당하는 부분이다. 대부분의 신경 세포들을 모아 정보를 통합하는 영역으로, 뇌와 척수가 이에 해당한다. 이와 반대로 온몸으로 정보를 전달하는 신경은 말초신경계라고 한다.

내분비
분비선이 도관(導管)을 지나지 않고 직접 또는 림프를 통해 혈액 속으로 내보내는 활동을 말한다. 또한 도관이 없는 분비선을 내분비선, 내분비선에서 나온 분비물을 호르몬이라고 한다.

모세혈관의 역할

동맥과 정맥을 연결하고 산소와 이산화탄소 영양분 등이 물질 교환을 수행한다.

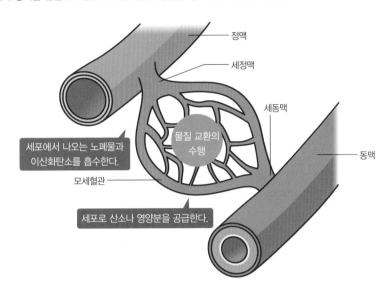

정맥

세정맥

세동맥

물질 교환의
수행

동맥

세포에서 나오는 노폐물과
이산화탄소를 흡수한다.

모세혈관

세포로 산소나 영양분을 공급한다.

모세혈관의 구조

혈관내피세포와 기저막으로 이뤄져 있고 중막과 외막은 없다. 연속형 모세혈관, 유창형 모세혈관, 비연속형 모세
혈관으로 분류한다.

연속형 모세혈관

뇌와 같은 곳에 있는 모세혈관
으로, 구멍이 없다. 골격근과
중추신경계에서 볼 수 있다.

유창형 모세혈관

내분비선이나 신장의 사구체
등에서 볼 수 있으며 큰 구멍
이 있다.

비연속성 모세혈관

간 조직에서 볼 수 있으며 큰
구멍이 있다.

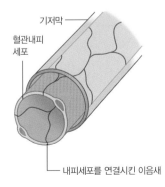

기저막

혈관내피
세포

내피세포를 연결시킨 이음새

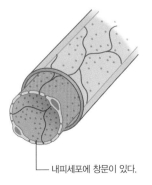

내피세포에 창문이 있다.

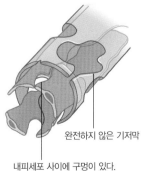

완전하지 않은 기저막

내피세포 사이에 구멍이 있다.

림프의 기능

림프는 이물질로부터 우리 몸을 지키고 불필요한 것들은 옮겨 준다

림프는 주로 생체 방어에 중요한 역할을 담당하는 곳으로, 림프액이 흐르는 **림프관**과 콩 모양처럼 생긴 **림프절**로 구성돼 있다.

림프관은 온몸을 감싸고 있으며 림프관 중에서 얇은 관을 **모세림프관**이라고 한다. 참고로 모세림프관은 조직 세포 속에 있는 노폐물이나 병원체를 제거한다.

또한 림프관은 림프액 중에서 불필요한 것들을 여과시키고 병원체가 침투하지 못하도록 하는 관문 역할을 한다. 그래서 림프절은 살짝 부어 있으며 특히 열이나 통증이 있을 때는 림프관이 병원체와 싸우고 있는 상태라고 할 수 있다.

림프의 흐름

림프액은 조직 세포들 중에서 필요에 따라 만들어진 액체로, **백혈구**의 일부인 **림프구**를 포함하고 있다. 모세혈관에서 나온 간질액(p.30)의 일부도 모세림프관으로 흘러들어가 림프액이 된다.

림프액은 모세림프관에서 림프절을 거쳐 집합림프관을 지나 온몸을 돈 후에 **빗장밑정맥**(subclavian vein)에 도착한다. 몸 끝에서 중심 쪽으로 흐른다고 생각하면 된다.

림프관에는 심장과 같은 동력원이 없기 때문에 몸을 움직여 근육이 수축하게 하거나 펌프질을 하듯이 움직여 림프액을 운반한다. 정맥과 같이 역류하지 않도록 막아 주는 판막도 있다.

림프의 흐름과 구조

림프는 온몸에 분포하며 말초신경에서 중추신경을 향해 흐르고 있다. 림프가 림프관에 합류하는 곳에는 콩 모양으로 생긴 림프절이 있는데, 이 곳에서 림프구를 만들어 세균이나 이물질을 처리한다.

림프액의 흐름

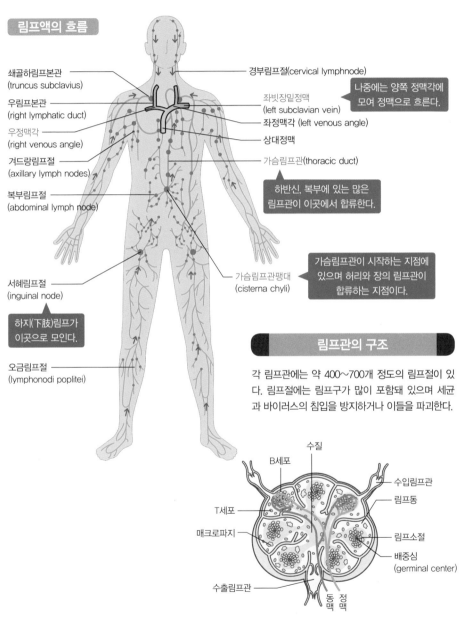

쇄골하림프본관
(truncus subclavius)

우림프본관
(right lymphatic duct)

우정맥각
(right venous angle)

겨드랑림프절
(axillary lymph nodes)

복부림프절
(abdominal lymph node)

서혜림프절
(inguinal node)

하지(下肢)림프가
이곳으로 모인다.

오금림프절
(lymphonodi poplitei)

경부림프절(cervical lymphnode)

나중에는 양쪽 정맥각에
모여 정맥으로 흐른다.

좌빗장밑정맥
(left subclavian vein)

좌정맥각 (left venous angle)

상대정맥

가슴림프관(thoracic duct)

하반신, 복부에 있는 많은
림프관이 이곳에서 합류한다.

가슴림프관이 시작하는 지점에
있으며 허리와 장의 림프관이
합류하는 지점이다.

가슴림프관팽대
(cisterna chyli)

림프관의 구조

각 림프관에는 약 400~700개 정도의 림프절이 있다. 림프절에는 림프구가 많이 포함돼 있으며 세균과 바이러스의 침입을 방지하거나 이들을 파괴한다.

수질

B세포

수입림프관

림프동

T세포

림프소절

매크로파지

배중심
(germinal center)

수출림프관

동맥 정맥

폐순환과 온몸순환

POINT

- 우심계는 폐순환, 좌심계는 온몸순환을 담당한다.
- 폐순환은 가스를 교환하기 위해 혈액을 심장에서 폐로 보낸다.
- 온몸순환은 산소, 영양소를 운반한다.

심장이 우리 몸을 순환하는 방법은 2가지이다

심장 내부는 좌심방, 좌심실, 우심방, 우심실이라는 4개의 방으로 나뉘어 있다. 펌프 기능을 담당하는 곳은 좌, 우심실이고 좌, 우심방은 혈액을 축적해 놓는 기능을 한다.

심장이 한 번 박동할 때 혈액은 심실에서 심장 밖으로 흘러나가고 심실에는 심방에서 들어온 다른 혈액이 쌓인다. 이처럼 혈액이 온몸을 한 번씩 도는 작용을 순환이라고 한다.

혈액순환의 방법은 **폐순환**과 **온몸순환**으로 나뉜다. 주로 우심계는 폐순환, 좌심계는 온몸순환을 담당한다.

폐순환과 온몸순환의 구조

온몸을 순환한 정맥혈은 대정맥에서 우심방으로 흐른다. 그리고 그 후에 우심실에서 수축을 일으켜 폐동맥에서 폐로 혈액을 보내게 되는데, 이를 폐순환이라고 한다.

정맥혈에는 이산화탄소가 많이 포함돼 있는데, 정맥혈이 폐 속에 있는 **폐포**라는 부분으로 이동하고 정맥혈이 이동하면서 **가스 교환**이 일어난다. 이때 혈액 속에 있는 이산화탄소가 폐포에 섞여 산소를 많이 배출하게 되고, 산소를 포함하고 있는 혈액은 그 후 좌심방에서 심장으로 되돌아간다. 반면, 온몸순환은 좌심실에서 시작한다. 산소와 영양소를 많이 포함하고 있는 혈액을 몸 여기저기로 운반하게 되는데, 여기서 다시 심장으로 혈액이 되돌아갈 때는 노폐물과 이산화탄소를 회수해 마지막에 우심방으로 돌아간다.

시험에 나오는 어구

폐순환
우심실→폐동맥→폐→폐정맥→좌심방으로 혈액이 순환

온몸순환
좌심실→대동맥→동맥계 모세혈관→세포→정맥계 →우심방으로 혈액이 흐름

키워드

폐포
폐 속에서 나뭇가지처럼 갈라져 있는 주머니 모양의 부분으로, 기관지 끝에 달려 있다. 참고로 폐의 가스 교환은 폐포의 모세혈관에서 이뤄진다.

가스 교환
폐포에서 산소와 이산화탄소가 교환하는 작용을 말한다.

폐순환과 온몸순환

혈액순환의 종류에는 가스 교환을 위해 혈액을 심장에서 폐로 보내는 폐순환(→)과 산소와 영양소를 온몸에 보내기 위한 온몸순환(→)이 있다.

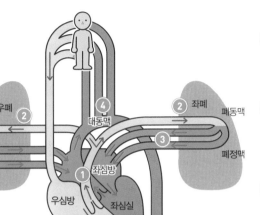

우폐 ② 좌폐 ②
폐동맥 폐동맥
대동맥 ④
폐정맥 ③
폐정맥
좌심방 ①
우심방 좌심실
우심실
대동맥
⑥ 노폐 ⑤
노폐 노폐

■ 동맥혈
□ 정맥혈

① 혈액은 우심실에서 나와 폐동맥을 타고 흐른다.

② 양쪽 폐에서 산소를 흡수한다.

③ 산소를 포함한 혈액이 폐정맥을 통해 좌심방으로 돌아간다.

④ 좌심실을 통과한 혈액은 대동맥을 통해 몸 구석구석으로 보내진다.

⑤ 온몸으로 산소를 보낸 후 이산화탄소와 노폐물을 회수한다.

⑥ 이산화탄소와 노폐물을 포함한 혈액은 대정맥을 통해 우심방으로 돌아간다.

폐포의 구조

폐포 주머니
모세혈관
폐포전포
폐포관
점액선
폐포
점막층
폐정맥
폐동맥

폐포에서는 산소와 이산화탄소의 교환이 이뤄진다.

35

우리 몸속의 혈관, 동맥

POINT

● 동맥은 압력을 견딜 수 있는 강한 혈관이다.
● 동맥에는 근성동맥과 탄력형동맥이 있다.
● 동맥은 좌심실에서 나와 상행대동맥으로 흐른다.

혈액을 구석구석까지 널리 운반하기 위한 혈관

혈액은 우리가 살아가는 데 반드시 필요한 성분을 포함하고 있으며 우리 몸속의 혈관에서 순환하고 있다. 참고로 심장은 겨우 1분 동안 약 5ℓ의 혈액을 순환시킨다고 한다. 혈관은 크게 **동맥**, **정맥**, **모세혈관**으로 나뉘는데, 그중 심장의 혈액을 온몸으로 운반시키는 혈관을 동맥이라고 한다. 특히, 동맥은 심장에 있고 혈액이 강한 압력에 의해 흘러나오는 혈관이기 때문에 그 압력을 견딜 수 있도록 탄력성이 있고 두꺼운 벽으로 이뤄져 있다(p.28).

동맥의 종류는 크게 **근육형동맥**과 **탄력형동맥**으로 나눌 수 있다. 근육형동맥은 혈관의 중막에 해당하는 평활근이 발달한 것으로, **교감신경** 흥분 시 평활근이 수축해 혈관내강이 좁아진다. 탄력형동맥은 혈관이 두껍고 탄력성이 있으므로 혈액을 비축할 수 있다.

주요 동맥의 구조

우리 몸속 동맥은 부위마다 역할과 굵기가 다르다. 특히, 심장에 연결된 가장 굵은 혈관인 상행대동맥은 지름이 약 2.5cm나 된다. 여기서 방향이 대동맥궁 쪽으로 바뀌면서 혈관이 총경동맥, 빗장밑동맥, 하행대동맥으로 갈라지고 하행대동맥에서 아래쪽으로 내려가면 복부대동맥, 총장골동맥(arteria iliaca communis)에서 다리 쪽(下肢)으로 이어진다. 참고로 동맥은 신체 표면에서도 만질 수 있다. **천측두동맥**(superficial temporal artery), **총목동맥**, **상완동맥**, **노동맥**, **넙다리동맥**, **오금동맥**, **후경골동맥**, **발등동맥** 등이 있다.

 시험에 나오는 어구

근육형동맥
(muscular artery)
혈관 중간막의 평활근이 수축하면서 동맥의 두께가 변하고 혈액이 흐르는 양을 조절한다.

탄력형동맥
(elastic artery)
대동맥 중에서 두꺼운 동맥이 분포돼 있다.

 키워드

교감신경
자율신경계를 구성하는 말단신경을 말하며, 몸 전체에 분포돼 있다. 교감신경이 흥분하면 혈관을 수축시켜 혈압이 높아지고 아드레날린의 분비를 촉진한다. 본인의 의사와 관계없이 부교감신경과 길항(拮抗)하면서 내장의 움직임을 컨트롤한다.

우리 몸속의 주요 동맥

동맥은 심장에서 방출된 혈액을 온몸으로 운반하는 혈관으로, 영양소와 산소가 풍부하게 포함돼 있다.

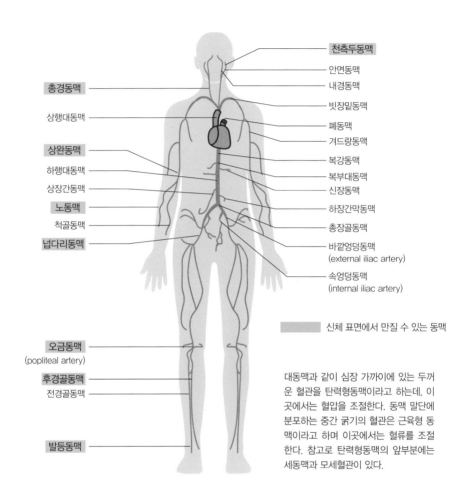

천측두동맥

안면동맥

내경동맥

빗장밑동맥

폐동맥

겨드랑동맥

복강동맥

복부대동맥

신장동맥

하장간막동맥

총장골동맥

바깥엉덩동맥
(external iliac artery)

속엉덩동맥
(internal iliac artery)

총경동맥

상행대동맥

상완동맥

하행대동맥

상장간동맥

노동맥

척골동맥

넙다리동맥

오금동맥
(popliteal artery)

후경골동맥

전경골동맥

발등동맥

신체 표면에서 만질 수 있는 동맥

대동맥과 같이 심장 가까이에 있는 두꺼운 혈관을 탄력형동맥이라고 하는데, 이곳에서는 혈압을 조절한다. 동맥 말단에 분포하는 중간 굵기의 혈관은 근육형 동맥이라고 하며 이곳에서는 혈류를 조절한다. 참고로 탄력형동맥의 앞부분에는 세동맥과 모세혈관이 있다.

COLUMN **혈액이 많이 흐르는 곳은 어디일까?**

심장에서 방출된 혈액이 단위 시간당 가장 많이 통과하는 기관은 신장(콩팥)이다. 1분간 약 1ℓ의 혈액이 통과하며 이는 심박동 박출량의 약 20% 정도에 해당한다. 그리고 신장을 통과한 혈액은 모세혈관을 통과한 후 오줌으로 변하고 체외로 배출된다. 혈액은 통과하는 장소마다 다양한 작용을 하기 때문에 신체 혈류량은 거의 바뀌지 않는다.

우리 몸속의 혈관, 정맥

POINT

- 정맥 속 혈액은 심장으로 흐른다.
- 혈관 내에서 피가 역류하지 않도록 판막이 붙어 있다.
- 정맥은 각 조직에서 심장으로 이산화탄소를 운반하는 역할을 한다.

정맥혈관에는 판막이 붙어 있다

정맥은 심장으로 혈액을 운반하는 혈관을 말한다. 모세혈관과 이어진 **세정맥**은 여러 부분으로 퍼졌다가 다시 모이면서 혈관이 두꺼워진다. 그리고 마지막으로 심장 부근의 대정맥으로 합류해 혈액을 심장으로 공급한다.

정맥은 동맥과 달리 혈관벽이 얇기 때문에 심장으로 되돌아가는 힘이 약하다. 따라서 정맥혈관에는 혈액이 역류하지 못하도록 곳곳에 판막이 붙어 있다(p.28). 만약, 정맥혈관에 있는 판막에 기능 부전(不全)이 생기면 하지(下肢)의 혈액이 역류해 혈액이 심장으로 흐르지 못할 수도 있다. 오랫동안 서 있거나 같은 자세를 오래 유지하고 있으면 정맥이 부풀어 오르거나 구불구불해지는 **정맥류**가 생기기도 한다.

정맥의 흐름

정맥은 심장에서 방출하는 혈액을 온몸으로 운반하는 동맥과 달리, 각 조직에서 이산화탄소와 노폐물을 회수하는 혈관이다. 그중 상반신의 혈액이 모이는 혈관을 **상대정맥**이라고 한다. 내경정맥과 **빗장밑정맥**이 만나면 팔머리정맥이 되고 양쪽 팔머리정맥이 만나면 상대정맥이 된다. 그리고 좌우 총장골정맥이 이어지는 곳에서 **하대정맥**이 시작되는데, 이곳은 하반신과 복부 내장의 혈액이 모이는 곳이다. 그리고 대정맥에서 심장으로 혈액이 운반되면 폐동맥을 지나 좌우 폐로 혈액을 운반한다. 이 부분에서 가스 교환이 이뤄지며 신선한 산소가 공급된다.

 시험에 나오는 어구

상대정맥
두부와 경부, 양팔, 흉부에서 혈액이 모이는 정맥계의 본줄기이다. 모인 혈액은 우심방으로 흘러간다.

하대정맥
인체의 정맥에서 가장 큰 정맥으로, 하반신의 정맥혈, 콩팥정맥, 간정맥 등에서 혈액이 모인다. 모인 혈액은 우심방으로 흘러간다.

 키워드

세정맥
모세혈관이 모여 형성된 정맥으로, 대정맥이 형성되기 전단계의 굉장히 얇은 혈관을 말한다. 두께는 지름 100~200μm 정도이다.

정맥류
하지에 있는 정맥판이 어떠한 이유로 부서져 혈액이 막히거나 혹 같은 것이 생기는 현상을 말한다.

콩팥정맥
신장에서 환류(還流)하는 정맥을 말하며, 신장과 하대정맥을 연결한다.

우리 몸속의 주요 정맥

정맥은 우리 몸속 각 조직에서 나오는 노폐물 등을 회수하는 기관으로, 정맥에 흐르는 혈액 속에는 이산화탄소 등이 많이 포함돼 있다.

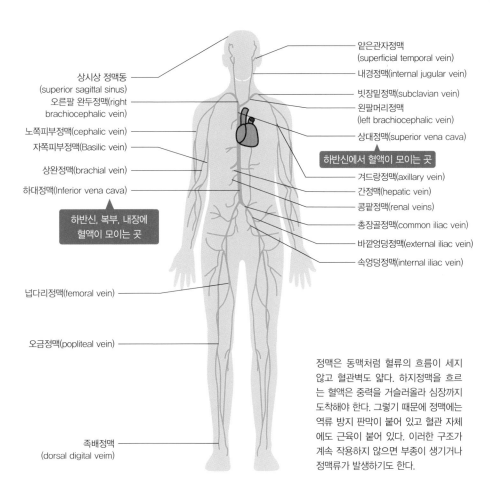

상시상 정맥동 (superior sagittal sinus)
오른팔 완두정맥(right brachiocephalic vein)
노쪽피부정맥(cephalic vein)
자쪽피부정맥(Basilic vein)
상완정맥(brachial vein)
하대정맥(Inferior vena cava)

하반신, 복부, 내장에 혈액이 모이는 곳

넙다리정맥(femoral vein)

오금정맥(popliteal vein)

족배정맥 (dorsal digital veim)

얕은관자정맥 (superficial temporal vein)
내경정맥(internal jugular vein)
빗장밑정맥(subclavian vein)
왼팔머리정맥 (left brachiocephalic vein)
상대정맥(superior vena cava)

하반신에서 혈액이 모이는 곳

겨드랑정맥(axillary vein)
간정맥(hepatic vein)
콩팥정맥(renal veins)
총장골정맥(common iliac vein)
바깥엉덩정맥(external iliac vein)
속엉덩정맥(internal iliac vein)

정맥은 동맥처럼 혈류의 흐름이 세지 않고 혈관벽도 얇다. 하지정맥을 흐르는 혈액은 중력을 거슬러올라 심장까지 도착해야 한다. 그렇기 때문에 정맥에는 역류 방지 판막이 붙어 있고 혈관 자체에도 근육이 붙어 있다. 이러한 구조가 계속 작용하지 않으면 부종이 생기거나 정맥류가 발생하기도 한다.

COLUMN 정맥환류는 무엇인가?

정맥의 혈액이 우심방으로 되돌아가는 흐름을 '정맥환류'라고 한다. 온몸을 순환한 정맥혈은 폐순환 통해 동맥혈이 되고 다시 온몸을 순환한다. 혈액은 우심방의 내압만으로는 돌아갈 수 없다. 혈액이 우심방으로 되돌아가기 위해서는 '호흡 작용', '근육 운동', '동맥박동에 따른 압박', '정맥판막의 역류 방지 작용'이 필요하다.

혈관과 순환

혈압의 구조

 POINT

- 동맥에 생기는 압력을 혈압이라고 한다.
- 혈압은 심박출량과 말초혈관저항으로 결정된다.
- 혈압은 항상 변한다.

혈압은 동맥 내에 생기는 압력을 말한다

혈압이란 심장에서 방출된 혈액이 흐르면서 생기는 압력을 말한다. 심장에서 수축과 이완을 반복하는 과정에 혈액이 흐르면 그 혈관벽에는 압력이 생긴다. 혈압은 혈류 속 어느 곳에서나 생길 수 있지만, 일반적으로는 동맥의 압력을 혈압이라고 한다.

혈압은 1분 동안 좌심실에서 대동맥으로 방출되는 **심박출량**과 말초혈관 속에서 혈류의 저항을 파악하는 **총말초저항**(total peripheral resistance)으로 나눌 수 있다. 심장이 수축하고 혈액이 한 번에 방출될 때의 혈압을 **수축기 혈압**(최고 혈압), 심장 이완기의 동맥 내에서 생기는 압력을 **이완기 혈압**(최저 혈압)이라고 한다. 참고로 수축기 혈압과 이완기 혈압의 차이는 **맥압**이라고 한다.

혈압은 항상 변한다

혈압은 성별이나 연령, 계절과 시간대, 운동 여부에 따라 변동이 생기며 항상 일정할 수 없다. 하지만 혈압이 너무 낮으면 몸속 각종 장기에 혈액이 충분히 순환하지 못하게 되고 이와 반대로 혈압이 너무 높으면 혈압이 항상 과도하게 움직여 부하가 걸리기 때문에 혈관 내의 세포벽이 조금씩 두꺼워진다. 그렇게 되면 혈관이 탄력을 잃어버리고 딱딱해지는 동맥경화가 진행될 가능성도 있다. 특히 노화가 진행되면 혈관벽의 탄력이 낮아지고 말초혈관저항은 높아진다. 그래서 혈압은 연령과 함께 상승하기 쉽다. 혈관이 탄력을 잃으면 몸 구석구석에 혈액을 전달하는 심장에도 부담이 된다.

 시험에 나오는 어구

심박출량
심장이 1분 동안 좌심실에서 대동맥으로 박출하는 혈액의 양을 말한다.

총말초저항
혈관 내에 생기는 혈류의 저항을 말하며 혈관이 수축하거나 혈류가 증가하면 혈관저항이 높아진다. 말초혈관저항, 체혈관저항이라고도 부른다.

 키워드

수축기 혈압
심실이 수축할 때 생기는 혈압을 말하며 이때의 혈압이 가장 높아지기 때문에 최고 혈압이라고도 한다. 혈관이 딱딱해지면 혈액은 잘 흐르지 못하고 혈관벽에 가해지는 압력도 높아진다. 140mmHg를 넘으면 고혈압으로 진단한다.

이완기 혈압
심실이 이완할 때의 혈압을 말한다. 온몸을 순환한 혈액이 심장으로 되돌아오는 상태로, 혈압도 가장 낮아진다. 다른 말로 최저 혈압이라고도 한다. 90mmHg 이상일 때 고혈압으로 진단한다.

맥압
수축기 혈압에서 이완기 혈압을 뺀 값을 말한다.

혈압의 구조

혈압이란, 심장에서 방출하는 혈액이 동맥의 혈관 벽에 가하는 압력을 말한다. 심장이 수축할 때는 혈류가 많아지면서 혈압이 높아진다.

수축기

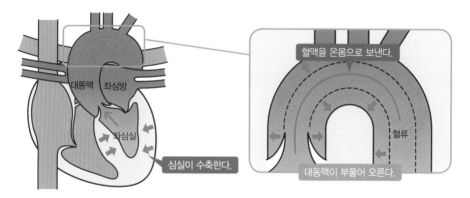

좌심실이 수축하면 혈액을 혈관으로 방출하는데, 이때 생기는 혈압의 최고 수치를 수축기 혈압(최고 혈압)이라고 한다. 수축기에는 혈관에 큰 부하(負荷)와 압력이 생기는데, 혈압이 너무 높으면 벽에 상처가 날 수도 있다.

이완기

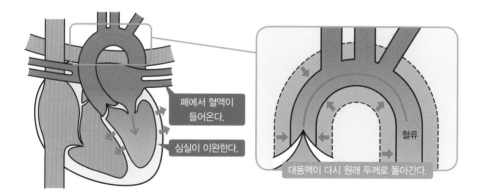

수축기에 박출된 혈액의 일부는 동맥을 확대시키고 대동맥에서 모인다. 여기서 모인 혈액은 좌심실이 수축하고 다시 이완할 때 대동맥의 수축으로 말초에 흐르게 된다. 이때 발생하는 혈압의 최저 수치를 이완기 혈압(최저 혈압)이라고 한다. 혈압이 너무 낮으면 혈액이 온몸의 말초신경까지 순환하지 못한다.

정맥혈관이 파랗게 보이는 이유는 무엇일까?

　손이나 팔에 주로 보이는 혈관은 정맥으로, 표면이 파랗게 보인다. 하지만 이는 혈액이나 혈관이 파란 것이 아니다. 혈관의 종류에는 동맥, 정맥, 모세혈관이 있고 동맥과 정맥의 색상을 비교해 보면 차이가 있긴 하다.

　먼저 동맥은 몸속의 영양소와 산소를 전달하는 혈액이기 때문에 신선한 느낌의 붉은색을 띠고 있다. 붉은색을 띠는 이유는 혈액 속 헤모글로빈 때문이다. 헤모글로빈은 적혈구의 대부분의 차지하는 성분으로, 철분과 산소가 연결돼 있다. 혈액에 포함된 산소량에 따라 붉은색도 차이가 나고 산소가 많을수록 밝은색을 띤다고 한다. 그래서 동맥에 흐르는 혈액은 정맥보다 붉다.

　동맥과 정맥을 그림으로 그릴 때 보통 동맥을 붉은색, 정맥은 파란색으로 그리는 경우가 많은데 이는 그저 알기 쉽게 표시하기 위한 것이다.

　정맥은 각 조직에서 나온 이산화탄소와 불순물을 운반하면서 혈액을 심장으로 되돌리기 때문에 산소가 많지 않다. 그래서 정맥 속에 흐르는 혈액은 약간 자줏빛이 감도는 어두운 붉은색이다. 이 색상이 피부에 비쳐지면 난반사를 일으켜 푸른빛으로 보이는 것이다.

　이렇게 보이는 이유는 빛의 파장 때문이다. 붉은빛과 푸른빛 중에서 파장이 짧은 푸른빛이 좀 더 투과(透過)되기 어려워서 피부 표면에 짧게 반사된다. 이와 반대로 붉은빛은 파장이 길어 빛이 침투하기 쉬우므로 눈으로 보기 어렵다. 따라서 푸른색 파장이 강조돼 정맥혈관이 푸른빛으로 보이는 것이다. 참고로 보통 피검사에서 혈액을 채취할 때 쓰이는 혈관은 정맥혈관이다.

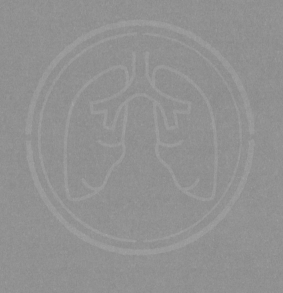

3장

순환기 질환의 증상

흉통

POINT
- 흉통의 증상은 다양하다.
- 통증이 생기는 부위에 따라 질환을 추측할 수 있다.
- 통증의 발생 부위별로 분류한다.

통증이 생기는 부위에 따라 아픈 곳을 추측할 수 있다

흉통이란, 통증 외에 흉부의 불쾌감과 압박감, 교액감(쥐어짜는 듯한 고통), 작열감(화끈거리며 뜨거운 느낌) 등 다양한 증상이 나타나는 것을 말한다. 순환기 질환 영역에서는 특히 흉통을 호소하는 경우가 많고 협심증이나 심근경색과 같은 **허혈성 심질환**에서 발작을 일으키지 않는 경우에는 검사를 해도 질병을 발견할 수 없을 때가 있다.

흉통이 생기는 부위를 45페이지와 같이 구분해 보면 아픈 곳을 어느 정도 파악할 수 있다.

통증 발생 부위별 분류

통증은 발생 부위에 따라 가슴막통증, 종격통, 흉벽통으로 분류할 수 있다. 가슴막통은 주로 신경 통증에서 유래했기 때문에 통증이 신경을 타고 어깨쪽으로 방산(放散)될 수도 있다. 주요 질환으로는 **흉막염**을 들 수 있는데, 이는 폐의 바깥 부분을 덮고 있는 **흉막**의 염증을 말한다. 종격통은 종격이라 부르는 폐와 흉추, 흉골을 둘러싼 부위에서 발생하는 통증으로, 기관, 심장, 대동맥에 이상 징후가 보인다. 주요 질환으로는 심근경색, **폐색전증**(pulmonary thromboembolism, p.172), **대동맥 박리**(aortic dissection, p.162) 등이 있다. 마지막으로 흉벽통은 가슴의 모양을 형성하는 골격에서 발생하는 통증을 말한다. 골격에서 통증이 생기기 때문에 피부나 **뼈**, 근육, 신경 등 다양한 곳에서 이상 증상이 나타날 수 있다. 주요 질환으로는 늑골 골절, 늑간 신경통 등이 있다.

시험에 나오는 어구

허혈성 심질환
심장을 먹여 살리는 관상동맥으로 혈류가 감소하거나 아예 흐르지 않아 생기는 질환을 말한다. 주요 질환으로는 심근경색과 협심증 등이 있다(p.100).

흉막염
폐의 표면을 감싸는 막에 염증이 생기는 질환을 말한다.

키워드

흉막
폐의 표면을 감싸는 폐흉막과 흉벽 내면을 감싸는 벽측흉막(parietal pleura)을 말한다. 즉, 폐의 양쪽 면을 감싸는 막을 지칭한다. 폐흉막과 벽측흉막 사이에는 흉막강이라 부르는 소량의 흉막액이 있다.

늑간신경통
어떠한 원인으로 늑골 밑의 신경에서 생긴 통증을 말한다.

흉통이 발생하는 주요 부위와 질환

흉통은 순환기 질환 외에도 발생할 수 있다. 흉통이 발생한 사람들 중에는 중증이나 급성질환일 경우도 있으므로 통증이 생기는 부위와 관계된 질환을 알아 두는 것이 중요하다.

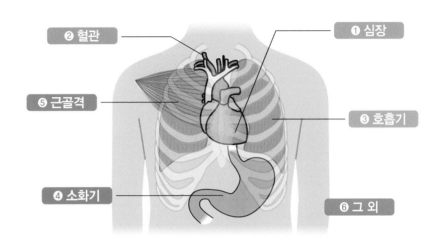

① 심장
비후성 심근병증, 심외막염, 심근염, 대동맥판막 협착증

② 혈관
허혈성 심질환(협심증, 심근경색), 대동맥 박리, 폐색전증, 폐고혈압증

③ 호흡기
기관지염, 폐렴, 흉막염, 기흉(긴장성 기흉), 종격염, 종격기종(mediastimal emphysema)

④ 소화기
역류성 식도염, 식도경련, 식도염, 말로리바이스 증후군(mallory–weiss syndrome), 자연적 식도파열(spontaneous esophageal rupture), 소화성 궤양, 담도질환, 췌장염

⑤ 근골격
근육통, 늑연골염, 경추추간판 질환(cervical disc disease), 어깨관절염, 척추염, 골절, 늑간 신경통

⑥ 그 외
유방질환, 흉곽종양, 대상포진, 심인성(불안장애)

COLUMN 이상이 없는 흉통

흉통은 가슴과 관련된 다양한 증상을 총칭한다. 그리고 그 원인은 순환기 때문만은 아니다. 소화기 질환이나 호흡기 질환인 경우도 있지만 순환기 계통의 급성 중증 질환을 놓치지 않도록 주의해야 한다. 검사 결과 딱히 이상한 곳은 없고 환자 스스로 흉통을 호소하는 경우가 있는데, 이를 심인성 흉통이라고 한다. 심인성 흉통의 경우, 보통 스트레스가 원인인 경우가 많다.

심계항진

POINT
- 심계항진의 감수성에는 개인차가 있다.
- 건강한 사람에게도 충분히 일어날 수 있고 생리적 변화에 따른 심계항진도 있다.
- 대부분 심계항진의 원인은 부정맥인 경우가 많다.

심계항진은 건강한 사람도 충분히 일어날 수 있는 증상

심계항진(palpitation)이란, 본인이 **자신의 심박동을 불편하게 느끼는 증상을 총칭하는 말**이다. 보통 본인의 심박동을 자각하는 경우는 없는데, 어떠한 이유로 박동을 빠르고 세게 느끼는 경우가 있다. 이는 맥박이 이상해서 그런 것이 아니라 개인의 감수성 때문일 수 있고 이는 사람마다 다르게 느낀다. 따라서 심계항진은 대부분 심장에 이상이 없어도 발생할 수 있다.

심계항진이 생기는 대부분의 원인은 부정맥이다

심계항진의 원인으로는 **생리적 변화**, **부정맥**(p.116), **부정맥 이외의 다른 질환**(非不整脈)에 의해 발생하는 경우, **심장에 문제가 있어 발생하는 경우**로 나눌 수 있다. 생리적 변화가 원인인 흉통은 긴장과 흥분, 운동, 발열, 음주, 카페인 섭취로 인해 교감신경이 활발해지고, 이에 따라 심박수가 올라가면서 발생하기 쉽다. 그래서 건강한 사람이라도 심계항진을 자각하는 경우가 자주 있다. 부정맥으로 인해 심계항진이 생기는 경우로는 맥이 불규칙하게 뛰는 **심방기외수축**, 맥이 빠르다고 표현하는 **발작성 상심실성 빈맥** 등이 있다. 부정맥이 아닌 질병은 빈맥, 고혈압, **과호흡증후군**, **불안장애** 등이 있다. 심장이 원인인 경우로는 **심장판막증**(p.138)과 **심근염**, **심부전**(p.110) 등이 있다. 또한 심계항진의 원인에 따라 가슴의 불쾌감, 호흡 곤란, 숨막힘 등의 증상이 나타나기도 한다. 이 밖에도 다양한 증상이 나타날 수 있다.

 시험에 나오는 어구

심방기외수축
동방결절이 수축하기 전에 심방에서 먼저 흥분하는 것을 말한다. 보통 양성이며 무증상(p.118)인 경우가 많다.

발작성 상심실성 빈맥
갑자기 맥박이 빨라지거나 멈추는 상태를 말한다. 증상이 심해지면 현기증이나 의식불명에 빠지는 경우도 있다(p.120).

 키워드

과호흡증후군
극도의 긴장이나 불안으로 인해 숨쉬기가 불편해지는 상태를 말한다. 스트레스, 불안과 관련이 있다.

불안장애
일상생활에서 이유 없이 계속 불안하거나 걱정을 하는 질병으로, 전반성 불안장애라고도 한다.

심근염
심장에 있는 근육을 말하는 심근에 염증이 생긴 상태를 말한다. 만성, 급성, 극증형, 확장형 심근병증 이외의 유형으로 분류할 수 있는데, 그중에서도 급성 심근염이 가장 많다. 급성 심근염은 심장이 바이러스에 감염돼 생기는 질병을 말한다.

심계항진

심계항진은 부정맥이 원인인 경우가 많고 중증인 경우도 있다.

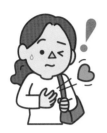

심계항진은 어떤 증상일까?

심계항진이란?
본인의 심장이 뛰는 것을 느끼며 이를 불편하게 느끼는 증상을 말한다.

증상
- 심박동을 크게 느낀다.
- 맥이 빠르다.
- 맥이 불규칙하다고 느낀다.

심계항진의 종류

[생리적 변화에 따른 심계항진]

- 스트레스
- 격한 운동 후
- 흥분했을 때
- 잠을 못 잤을 때
- 긴장했을 때
- 발열
- 카페인 섭취
- 음주 등

[심장으로 인한 심계항진]

- 부정맥
- 협심증
- 심근경색
- 심방세동
- 심장판막증
- 고혈압
- 심장비대
- 심부전
- 심근병증
- 심근염 등

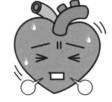

[기타]

- 갑상선항진증
- 약물 부작용
- 빈혈
- 저혈압
- 크롬친화성세포종
- 자율신경실조증
- 덤핑증후군
- 알레르기 등

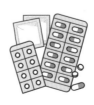
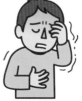

호흡곤란

POINT
- 호흡곤란 증상에는 여러 가지 숨겨진 질병이 있다.
- 호흡곤란 발작을 할 때는 편안한 자세로 숨을 쉬려고 노력하는 것이 중요하다.
- 앉아숨쉬기를 하면 호흡이 편안해진다.

호흡곤란이 생기는 원인은 순환기 질환만이 아니다

호흡곤란은 주관적인 증상이고 숨이 끊어질 듯하면서도 잘 쉬어지지 않는 등 불쾌함이나 노력성 호흡을 동반한 모든 자각 증상을 말한다. 호흡곤란은 이러한 증상 때문에 객관적으로 평가하기 어렵다.

호흡곤란에는 순환기 질환 외에도 다양한 원인이 있다. 순환기 질환에 따른 호흡곤란에는 주로 협심증(p.104, p.106), 심부전(p.110) 등이 있는데, 특히 협심증을 일으키는 위험 인자 중 하나가 흡연이기 때문에 폐기종으로 인한 호흡곤란을 먼저 생각할 수 있다. 이 밖에 호흡기 질환으로 인한 호흡곤란도 고려할 필요가 있다. 이로 인한 주요 질환으로는 만성 폐쇄성 폐질환(COPD)이나 기관지 천식, 기흉 등이 있다.

호흡곤란이 발생했을 때의 자세

호흡곤란이 발생하면 옆으로 누운 자세보다 앉은 자세(좌위)가 좋다. 앉은 자세에서는 가로막(횡격막)이 아래로 내려가기 때문에 호흡 면적이 늘어나 가로막의 압박이 사라질 수 있다.

순환기 질환으로 인한 대부분의 호흡곤란은 울혈성 심부전이다. 이는 심장의 펌프 기능이 약해져 온몸의 혈액순환이 어렵게 돼 혈액이 정체돼 있는 상태를 말한다.

이 상태가 더 심해지면 호흡곤란이 발생하는데, 조금이라도 증상을 호전시킬 수 있는 자세를 자연스럽게 취하게 된다. 이를 **앉아숨쉬기**(orthopnea)라고 한다. 앉아숨쉬기로 심장으로 되돌아오는 혈액량을 줄이면 울혈이 발생하기 어려워지고 호흡곤란도 호전된다.

 시험에 나오는 어구

위험 인자
질병이 발생할 위험성이 높아지는 요소를 말한다. 직접적인 원인이 아니라 질병과 관계가 있는 원인을 통틀어 일컫는 말이다.

 키워드

노력성 호흡
호흡을 할 때마다 노력하는 것이 느껴지는 호흡을 말한다.

폐기종
만성 폐쇄성 폐질환(COPD)의 일종으로, 폐 안에 폐포라는 가스교환을 하는 부분이 깨져서 생기는 질병이다.

만성 폐쇄성 폐질환
주로 오랜 시간 흡연을 해 폐 속에 염증이 생긴 상태를 말한다.

기흉
어떠한 원인으로 인해 공기가 폐 밖으로 새어나간 후 폐가 다시 외부 공기를 끌어들이지 못하는 상태를 일컫는다. 흉통이나 호흡곤란 등의 증상을 일으킨다.

호흡곤란을 일으키는 질병

호흡곤란

순환기 질환

심부전, 심장판막증, 선천성심장 질환, 허혈성 심질환

울혈성 심부전으로 인한 호흡곤란이 대부분으로, 울혈성 심부전은 심장의 기능 저하로 혈액순환이 막힌 상태를 가리킨다. 좌심계가 악화되면 혈액을 온몸으로 보낼 수 없게 되고 폐에는 물이 가득 차 가스 교환이 어려워진다. 그 결과 운동성 호흡곤란이나 발작성 야간 호흡곤란, 앉아 숨쉬기 등을 볼 수 있게 된다.

순환기 질환 외의 질환

기관지 천식, 폐기종, 폐경색, 폐렴 등의 호흡기 질환, 빈혈, 심인성 질환 등이 있다.

호흡곤란 발생 시 자세

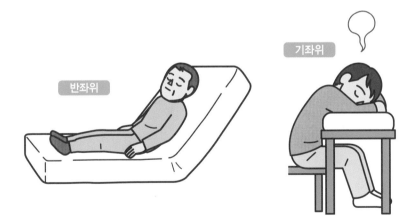

심부전으로 인해 호흡곤란이 발생했을 때 옆으로 눕게 되면(앙와위) 폐로 되돌아오는 혈액량이 늘어나기 때문에 폐에 혈액이 쌓이기 쉽다. 이때 반좌위, 기좌위 자세를 취하면 혈액이 아래쪽으로 순환하면서 호흡이 편해진다. 또한 옆으로 누웠을 때는 가로막이 위로 올라가 폐가 압박을 받기 때문에 힘들어진다. 몸을 일으키는 자세를 취하면 가로막이 아래로 내려가면서 호흡곤란이 호전된다.

실신

- 실신은 일과성 의식 소실을 말한다.
- 수초에서 수분 만에 원래 상태로 돌아온다.
- 실신의 원인은 크게 3가지로 나뉜다.

뇌 속 혈류량이 일시적으로 저하되는 현상을 말한다

실신이란, 의식을 일시적으로 잃는 현상을 말한다. 그리고 의식을 잃고 난 후 몇 초에서 길게는 몇 분 이내에 자연적으로 회복한다. 보통 교감신경의 항진으로 혈압이 조절되지만, 어떠한 원인으로 조절이 어려워지면 혈압이 떨어지면서 실신하게 된다. 실신은 주로 뇌의 혈액량이 일시적으로 감소해 의식이 소실되는데, 대부분은 자연적으로 혈액량이 다시 증가하면서 기운을 되찾는다. 즉, 심장으로 되돌아가는 혈액이 감소해 심박출량이 저하되기 때문에 실신하는 것이고 쓰러졌을 때 뇌의 혈액량이 증가하면서 의식을 다시 회복한다.

실신의 원인과 분류

실신은 기립성 실신, 반사성(신경조절성) 실신, 심혈관성 실신으로 나뉜다.

기립성 실신은 일어설 때 혈압이 잘 조절되지 않아 저혈압이 발생하면서 생기는 증상으로, 그 원인으로는 출혈과 빈혈, 탈수 등이 있다.

반사성 실신은 배뇨, 배변과 같이 특정 상황에서 발생하는 증상이다. 경부, 안구 압박으로 인해 미주신경이 자극을 받고 맥박이 느려지거나 저혈압으로 이어지면서 실신하는 경우도 있다. 이 밖에도 오랫동안 서 있거나, 피로, 통증, 공포 등이 원인으로 작용해 실신하는 경우도 있다.

심혈관성 실신은 부정맥(p.116), 심근경색(p.108) 심장판막증(p.138), 폐색전증과 같이 급성 질환이 많아 생명이 위험해지기 쉬운 질병 때문에 발생한다.

서맥
부정맥의 일종으로 동서맥. 서맥성 부정맥(bradyarrhythmia)이라고도 부르며 분당 맥박수가 50회 이하일 경우, 서맥에 해당한다. 일반적으로 정상적인 성인의 분당 맥박수는 60∼80회이다(p.60∼p.80).

미주신경
뇌의 숨뇌에서 나와 여러 갈래로 나뉘는 신경을 말한다. 주로 연하, 성대와 같이 동물과 관련돼 있다.

폐색전증
혈액덩어리나 지방덩어리, 종양세포 등 색전자라 부르는 물질이 폐동맥에 쌓여 혈류나 나빠지거나 혈관이 폐쇄되는 것을 말한다. 그중에서도 혈액덩어리(혈전)가 원인인 것을 폐색전증(p.172)이라고 한다. 대부분의 폐색전증은 폐혈전색전증이라고 보면 된다.

주요 신경의 종류와 원인

실신은 일과성 의식 소실로, 대부분은 수초에서 수분 사이에 자연스럽게 회복한다. 실신 감별을 위해 분류할 때는 기립성 실신, 반사성 실신, 심혈관성 실신으로 나뉜다.

[반사성(신경 조절성) 실신]

원인

자율신경이 잘 조절되지 않거나 스트레스(통증이나 긴장)가 원인이 돼 미주신경의 기능이 과잉할 때 발생한다. 단기간에 회복할 수 있다.

흔히 발생하는 경우

- 계속 서 있을 때
- 식후
- 배변, 배뇨를 할 때
- 경두가 압박을 받을 때
- 조급해질 때

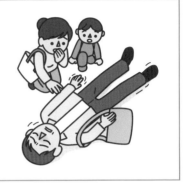

[기립성 실신]

원인

혈압이 떨어져 소위 기립성 저혈압이라고 부르는 상태를 말한다. 소화관 출혈 등 순환 혈액량이 부족하면 기립성 저혈압이 발생할 수 있으므로 주의해야 한다.

흔히 발생하는 경우

- 앉았다가 갑자기 일어섰을 때

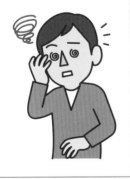

[심혈관성 실신]

원인

부정맥, 허혈성 심질환 폐색전증과 같이 심장, 혈관으로 인해 생긴 질병 때문에 실신하는 경우를 말한다. 생명과 관련돼 있으므로 주의해야 한다.

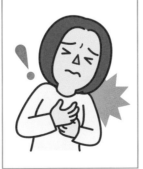

[뇌혈관성 실신]

원인

혈액을 뇌로 보내는 혈관 중 어딘가가 망가진 질병으로 인해 실신하는 경우를 말한다.

간질, 저혈당, 과호흡증후군으로 인해 발생하는 의식 장애는 뇌압 변화와 관련이 없기 때문에 여기서 말하는 실신에 포함되지 않는다. 또한 반사성 실신은 젊은 사람에게 많이 발생하고 예후가 좋은 것으로 알려져 있다.

부종

POINT
- 간질액의 과잉으로 발생한다.
- 전신부종과 국소부종으로 나뉜다.
- 부종이 생기는 원인은 주로 4가지이다.

부종은 간질액이 과잉된 상태를 말한다

일반적으로 부종은 **간질액**(조직간액)이 과도하게 증가한 상태를 말한다. 오랫동안 서 있다가 정강이 쪽을 눌러 보면 압박한 자국이 금방 돌아오지 않는 경우가 있다. 이는 **정맥** 내에 있는 혈액이 **정체**돼 혈관 속 수분이 새어나오면서 부종이 발생하는 것이다. 부종은 일과성(一過性)이며 큰 문제가 없는 경우가 대부분이지만 노화나 약, 질병으로 인해 부종이 발생하는 경우가 있고 그 원인도 다양하다. 온몸이 붓는 **전신부종**과 일부분만 부어 좌우 차이가 생기는 **국소부종**이 있다.

부종의 원인과 요인

부종이 생기는 원인은 크게 **정맥압 상승, 삼투압 저하, 혈관투과성 항진, 림프관 폐쇄**로 나눌 수 있다. 순환기 질환에서 많이 볼 수 있는 부종의 원인으로는 **정맥압 상승**이 있다. 그리고 삼투압이 저하되면 혈관 속의 영양소(알부민)가 적어지고 수분을 유지하려는 힘이 떨어진다. 이렇게 되면 혈관 내에서 수분을 머금고 있기가 어려워지고 결국 혈관 밖에서 수분과 염분이 늘어나 부종이 발생한다.

혈관투과성 항진으로 인한 부종은 혈관과 혈관 밖의 물질이 서로 자유롭게 드나들면서 생긴다. 어떠한 이유로 혈압 속에 혈액을 지키기 어려워져 수분이 혈관 밖으로 빠져나가면서 부종이 생기는 것이다.

마지막으로 림프관 폐쇄로 인한 부종은 **방사선 치료** 등으로 인해 림프의 흐름이 약해지면서 간질액이 증가해 생긴다.

 시험에 나오는 어구

간질액
혈관 밖에 있으며, 세포 속에 있는 액체를 말한다.

 키워드

방사선 치료
방사선을 체외 또는 체내의 환부에 내리쬐면서 치료하는 방법으로, 수술이나 항암 치료약과 더불어 암을 치료하는 주요 치료법 중 하나이다. 부작용으로는 림프 흐름의 저하가 있다.

 메모

정맥압 상승
혈관 내에 수분이 너무 많거나 정맥이 정체되면서 혈관 내에 압력이 생기면 수분이 스며나오면서 정맥압이 상승해 생긴다.

부종의 메커니즘

부종은 어떤 증상일까?

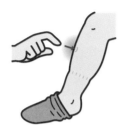

부종이란?

간질액이 과도하게 늘어난 상태를 말하며 정맥에 흐르는
혈액이 정체하면서 혈관 내의 수분이 새어나와 발생한다.

증상

● 손가락으로 세게 누르면 그 자국이 잠시 동안 남아 있다.
● 양말을 벗어 보면 고무줄 자국이 그대로 남아 있다.

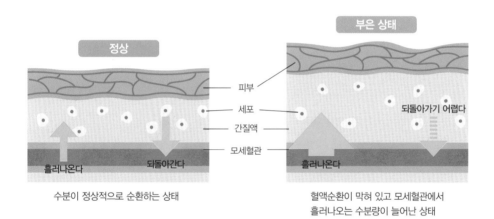

수분이 정상적으로 순환하는 상태

혈액순환이 막혀 있고 모세혈관에서
흘러나오는 수분량이 늘어난 상태

부종의 분류와 그 원인

부종의 분류	원인
정맥압 상승	정맥압이 상승하면서 조직 사이에 수분이 유입된다.
삼투압 저하	수분을 유지하기 어려워지면서 수분이 혈관 밖으로 흘러나온다.
혈관투과성 항진	질병으로 인해 혈관 속에 혈액을 지키기 어려워지고 결국 수분이 혈관 밖으로 흘러나온다.
림프관의 폐쇄	수술로 림프절을 제거하거나 방사선 치료로 인해 림프가 정체된다.

청색증

● 청색증은 환원 헤모글로빈이 증가해 발생한다.
● 피부와 점막이 청자색으로 변하는 이유는 환원 헤모글로빈의 색상 때문이다.
● 청색증은 중심성과 말초성으로 나뉜다.

청색증은 혈액의 색상 때문에 청자색으로 보인다

청색증(cyanosis)은 혈액 속에 산소가 부족해 입술이나 손끝, 피부가 청자색으로 변하는 상태를 가리킨다. 이는 적혈구의 성분인 헤모글로빈의 양이 변화하면서 발생한다. 일반적으로 헤모글로빈은 산소와 결합하여 온몸으로 산소를 보내 주고 있다(산소헤모글로빈).

혈액이 빨갛게 보이는 이유는 산소 헤모글로빈의 색소 때문이다. 색소를 많이 갖고 있는 동맥혈은 산소 헤모글로빈의 비중이 높기 때문에 붉은색이 선명하게 보인다. 이와 반대로 산소가 적은 정맥혈은 환원 헤모글로빈의 비중이 높다. 환원 헤모글로빈을 포함하는 혈액은 검은 빛이 감도는 붉은색이기 때문에 채혈 시에 채취된 정맥혈이 검붉게 보인다. 청색증인 경우, 환원 헤모글로빈이 증가한 혈액이 많이 흐르고 있기 때문에 피부색도 청자색으로 보인다.

청색증은 중심성과 말초성으로 나눌 수 있다

청색증은 중심성 청색증과 말초성 청색증으로 나뉘는데, 중심성 청색증은 폐나 심장 질환 때문에 발생하는 경우가 많다. 혈액을 심장에서 온몸으로 순환시키기 위해서는 산소를 거의 옮기지 않은 환원 헤모글로빈이 많이 공급되기 때문에 온몸의 피부와 점막에 청색증이 나타난다. 말초성 청색증은 심장에서 온몸으로 혈액이 운반된 시점에서는 문제가 없다. 하지만 손끝이나 발끝과 같은 말초에 혈류장애가 있을 경우, 혈액이 말초에 도착하기 전에 산소가 소비되기 때문에 청색증이 발생한다.

 시험에 나오는 어구

헤모글로빈
모든 척추동물의 혈액에서 볼 수 있는 적혈구 속에 있는 단백질을 말한다. 주로 철을 포함한 헴과 글로빈이라는 단백질로 이뤄져 있다. 산소분자와 결합하는 성질을 갖고 있고 온몸에 산소를 운반하는 역할을 한다.

 키워드

산소헤모글로빈
산소와 결합한 헤모글로빈을 말한다.

환원 헤모글로빈
산소와 결합하지 않은 헤모글로빈을 말한다.

혈류장애
혈액순환에 장애가 생긴 상태를 가리킨다. 혈관벽이 딱딱해지거나 혈관이 좁아지면서 혈류가 정체되는 등과 같은 원인으로 발생하는 장애를 말한다.

중심성 청색증과 말초성 청색증

청색증은 원인에 따라 2가지로 나눌 수 있다.

	중심성 청색증	말초성 청색증
증상	 **대동맥** 좌심계에서 보낸 혈액이 대동맥으로 갈 때는 이미 환원 헤모글로빈이 많아진 상태이다.	 **산소를 소비한다.** **말초동맥** **대동맥** **좌심실** 심장에서 혈액을 방출한 시점에서는 정상이지만, 말초순환의 장애로 산소가 빨리 소비돼 산소가 부족해지는 상태를 말한다.
원인	〈심장〉 　선천성 심장 질환 〈폐〉 　폐포 환기량 저하 　환기혈류의 불균등 　혈류량과 환기량의 비율이 비정상적인 　상태로 환기량이 늘어나거나 줄어든다. 　폐기능 장애	〈심장〉 　심부전 등이 원인인 심박출량의 저하 〈혈류의 울혈〉 동맥이나 정맥이 폐쇄될 경우, 청색증에 걸릴 수 있다. 　폐쇄성 동맥경화증 　표재성 혈전 정맥염 　하지정맥류 〈말초혈관의 수축〉 저온에 노출되면 청색증의 원인이 될 수 있다. 〈레이노 증후군〉
청색증이 발생하는 부위	 온몸의　　　　구강점막 점막이나 피부	 손이나 발끝 그리고 얼굴 (구강점막에는 발생하지 않는다)

쇼크

POINT
- 쇼크는 죽음에 직면한 상태를 말한다.
- 혈압이 급격하게 떨어지거나 의식을 잃을 경우에 발생한다.
- 쇼크는 크게 4가지로 분류할 수 있다.

쇼크는 생명과 관련이 있다

쇼크(shock)란, 신체 조직이나 장기에서 혈액순환이 원활하지 않아 혈압이 급격히 떨어지거나 의식불명에 빠지는 상태를 말한다. 쇼크가 발생할 때 피부는 창백하면서 차가워지고 신체에는 호흡 곤란, 혈압 저하, 빠른 맥박이 나타난다. 어떤 증상이 나타나든 생명에 지장을 줄 수 있으므로 신속하고 적절한 치료가 필요하다. 쇼크는 **순환 혈액량 감소성 쇼크**, **심장성 쇼크(cardiogenic shock)**, **폐쇄성 쇼크(obstructive shock)**, **혈관 운동성 쇼크**로 분류할 수 있다.

순환 혈액량 감소성 쇼크는 온몸을 순환하는 혈액량이 감소하면서 발생한다. 대표적인 예로 **출혈성 쇼크**로 상처가 나서 대량 출혈이 발생하는 경우, 탈수나 **화상**으로 체내 혈액량이 줄어들면서 쇼크가 발생하는 경우를 들 수 있다. 심장성 쇼크는 **심근경색**(p.108), **부정맥**(p.116)과 같은 질병으로 심장의 펌프 기능이 약해지고 심박출량이 감소하면서 발생하는 쇼크이다.

폐쇄성 쇼크는 **심장눌림증**(Cardiac tamponade, p.150)으로 **심막강**에 수분과 혈액이 차오르고 **심막 내 압력이 상승**하는 경우, **폐색전증**(p.172)으로 폐동맥이 폐쇄 또는 협착돼 우심실에 **후부하**가 증대하고 **좌심실은 확장하지 못하면서** 심박출량이 감소하게 되는 쇼크상태를 말한다. 마지막으로 혈관 운동성 쇼크는 말초혈관이 확장되고 혈관의 저항이 감소함으로 인해 발생하는 쇼크를 말한다. **패혈 쇼크**, **신경성 쇼크**, **아나필락시스 쇼크**가 이에 해당한다.

쇼크의 종류

쇼크는 그 원인에 따라 다음과 같이 4가지로 분류할 수 있다.

종류		발생원인
순환 혈액량 감소성 쇼크		전신을 순환하는 혈액량이 감소하면서 발생하는 쇼크
심장성 쇼크		심근경색, 부정맥, 심장판막증과 같은 질병으로 심박출량이 떨어지면, 발생하는 쇼크
폐쇄성 쇼크		심장막 내 압력이 상승하거나 좌심실 이완 기능 부전으로 심박출량이 떨어지면서 발생하는 쇼크
혈관 운동성 쇼크	패혈 쇼크	감염, 수술, 외상 등 온몸에 염증이 생기거나 혈관이 확장되면서 발생하는 쇼크
	신경성 쇼크	척추 손상으로 자율신경 반사에 이상이 생기거나 혈관이 확장되면서 발생하는 쇼크
	아나필락시스 쇼크	약, 벌, 음식 등의 알레르기에 의해 발생하는 쇼크

쇼크의 5가지 징후

1 창백함 (pallor) | 교감신경에서 말초혈관이 수축해 생기는 현상

2 탈진 (prostration) | 몸이 늘어지는 상태를 말한다.

3 맥박 소실 (pulselessness) | 맥이 약하고 미약한 상태를 말한다.

4 식은땀 (perspiration) | 사지에 식은땀이 흐른다.

5 호흡 곤란 (pulmonary insufficiency) | 호흡이 잘되지 않는다.

맥박은 어떨 때 빨라질까?

심장은 수축과 이완을 반복하면서 온몸으로 혈액을 순환시키는 생체 펌프 기관으로, 1분에 약 70회 정도 박동한다. 심장이 수축해 혈액을 동맥으로 보내면 동맥에 생긴 압력으로 인해 혈관이 부풀어 오르는데, 이를 맥박이라고 한다. 그리고 심장이 수축할 때마다 동맥의 움직임을 동시에 느낄 수 있는데 이는 심장박동과 맥박이 함께 뛰기 때문이다. 이것이 바로 박동의 구조이다.

여기서 말하는 심장 수축은 자율신경에 의해 조절된다. 자율신경에는 교감신경과 부교감신경이 있는데, 교감신경은 낮 시간의 활동, 부교감신경은 밤 시간의 활동과 관련이 있다. 따라서 교감신경이 활발해지면 심장박동수도 증가한다.

반면, 부교감신경이 활발해지면 심장박동수가 감소한다. 긴장하거나 흥분해 맥박이 빨라지는 경우도 있는데, 이는 교감신경의 활동 때문에 발생한다.

또한 운동을 해도 맥박이 빨라진다. 운동을 하면 근육 속에 있는 산소를 소비하기 때문에 혈액 속의 산소가 부족해진다. 산소가 부족해지면 우리 몸은 이를 뇌와 교감신경에 전달한다. 그러면 부족한 산소를 보충하려고 심장은 많은 혈액을 내보내기 위해 빠르게 움직인다.

운동 중에 심박수가 증가하는 이유는 근육 속에 포함된 혈액은 산소를 많이 포함하고 있고 이를 밖으로 내보내려고 심장박동수가 증가하는데 이때 운동을 하면서 맥박이 빨라지기 때문이다. 맥박은 관자놀이, 경부, 손목, 사타구니 부분, 무릎 뒷쪽, 발등 부분에서 느낄 수 있는데, 이 부위들이 위치하고 있는 피부 표면과 가장 가까운 부분에 동맥이 흐르고 있다.

맥박은 운동 시간 외에 입욕과 식사, 스트레스로 인해 증가하기도 한다. 이처럼 생리적 변화 외에도 발열과 빈혈, 심장 질환으로 인해 맥박수가 빠르게 증가하는 것이다.

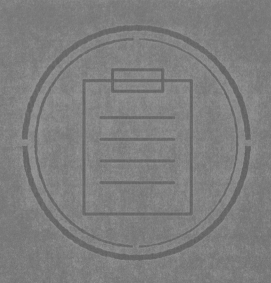

4장

—

순환기의 신체 평가

문진

POINT

● 문진은 대화로 정보를 얻을 수 있는 방법을 말한다.
● 구체적이면서 정확한 정보를 단시간에 파악할 수 있다.
● 언어를 사용하지 않고 비언어적 커뮤니케이션을 함께 활용해 파악한다.

문진의 기본

문진이란, 대화를 통해 정보를 얻는 방법을 말한다. 대화를 통해 환자가 호소하는 증상(주요 호소 증상)과 더불어 병력, 가족력, 성장 배경과 같은 정보를 얻을 수 있다.

문진의 기본 항목으로는 성명, 주소, 전화번호, 직업과 같은 기본적인 내용부터 현재 질병을 앓고 있는지를 알아보는 **현재 병력**, 과거부터 지금까지 병에 걸렸던 적이 있는지 **병력**, 가족 구성원들에 대해 알아보는 **가족력**, 흡연, 음주, 운동과 같은 일상생활에 대해 알아보는 **생활력** 등이 있다.

단시간에 효과적인 질문을 하자

문진을 할 때는 구체적이고 정확한 정보를 단시간에 파악해야 하기 때문에 **개방형 질문**과 **폐쇄적 질문** 그리고 **경청**과 같은 작업이 이뤄진다. 개방형 질문은 '어떻게 생각하시나요?'와 같은 질문에 대해 자유롭게 발언할 수 있기 때문에 환자의 감정이나 그 경위를 파악하는 데 효과적이다. 반면, 폐쇄형 질문은 "머리가 아프세요?"라는 질문에 "예" 또는 "아니요"라고 대답을 하는 방식이기 때문에 구체적인 질문을 던져 야만 단시간에 파악할 수 있다. 또한 이런 질문을 던졌을 때 의사가 경청하면서 문진을 한다면 환자들도 안심하고 이야기할 수 있다.

이 밖에도 표정과 감정, 시선, 움직임 등으로 정보를 읽어 낼 수 있다. 이렇게 대화나 문자 외의 다른 방법을 사용한 커뮤니케이션을 **비언어적 커뮤니케이션**이라고 한다.

시험에 나오는 어구

개방형 질문
"예" 또는 "아니오"로 대답하는 것이 아니라 상대가 자유롭게 이야기할 수 있게 하는 질문의 형태를 말한다. 상대의 대답을 이끌어 내기 위한 질문으로, 구체적이고 다양한 대답을 기대할 수 있다.

폐쇄형 질문
"예" 또는 "아니오"로 대답할 수 있는 질문이다. 대답하는 사람의 입장에서는 비교적 스트레스가 적고 대답하기도 쉽다.

키워드

문진표
몸과 마음의 상태나 병력, 알레르기 유무, 복용하는 약의 유무 등을 질문하기 위한 서류로, 진찰 전에 환자가 스스로 대답할 수 있도록 유도한다.

경청
상대방이 하는 말에 귀를 기울여 듣는 방법을 말한다.

비언어적 커뮤니케이션
표정이나 시선, 신체 움직임, 제스처와 같이 언어 이외의 다른 방법으로 커뮤니케이션을 하는 방법을 말한다.

기본적인 문진 내용

문진은 대화뿐 아니라 표정과 감정, 행동으로도 읽어 낼 수 있다.

과거 병력

현재까지 걸렸던 질병에 대한 내용 치료 방법 등을 파악한다.

주요 호소 증상 · 현재 병력

발병 당시부터 현재까지의 병증과 그 변화에 대한 내용 또는 증상에 대한 대처 행동 등을 파악한다.

가족력

가족 구성, 가족의 연령, 건강 상태, 역할 관계 등을 파악한다.

기본 정보

성명, 주소, 전화번호(긴급 연락처), 성별, 생년월일, 직업 등을 파악한다.

생활력

음주, 흡연, 수면, 운동, 식사, 취미, 직업, 스트레스 등을 파악한다.

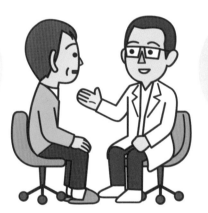

문진은 환자가 호소하는 증상과 과거 병력, 가족, 생활 배경에 대한 정보를 얻는 방법이다. 원활한 문진을 위해서는 환자에게 사전 문진표를 작성하도록 유도한다. 호소하는 증상의 경우, 증상이 나타나는 부위, 병의 정도, 발병한 상황, 질병이 진행되는 데 영향을 미친 원인, 이 밖에 병과 관련된 구체적인 질문을 해 위급한 상황인지 파악한 후 진찰을 받을 수 있도록 한다.

COLUMN **진찰을 받을 때 주의사항**

검사나 진찰이 원활하게 진행되고 정확한 진단을 받기 위해서는 알맞은 옷을 입고 마음의 준비를 해 둘 필요가 있다. 여성의 경우 청진(聽診)이나 타진(打診)을 하는 진찰, 검사를 위해 입거나 벗기 쉬운 옷을 입고 가는 것이 좋다. 너무 달라붙는 바지도 피하도록 하자. 얼굴색을 관찰하기 쉽도록 화장도 되도록 연하게 하는 것이 좋으며 검사가 필요한 경우(엑스레이, MRI, CT 등), 액세서리를 지참하지 않는 것이 좋다.

시진

- 시각적으로 눈에 들어오는 정보를 관찰한다.
- 시각 이외에 청각, 후각도 최대한 활용한다.
- 혈액 순환량을 평가하는 방법이다.

시각적으로 정보를 얻을 수 있고 이상 증상을 조기에 발견할 수도 있다

시진(inspection, 視診)은 환자를 진찰할 때 시각을 이용해 정보를 얻는 방법을 말한다. 몸의 형태나 기능을 관찰하고 **전신의 상태, 각 부위별로 이상(異常)이 없는지** 확인한다. 이때 신체 각 부위의 크기, 형태, 색상, 위치를 관찰하고 좌우대칭이 맞는지에도 유의한다. 환자의 표정이나 **얼굴색, 복장, 청결함, 자세, 체취, 목소리 톤, 말투, 청각**에 대해서도 관찰할 필요가 있다.

순환기 관련 시진

순환기 시진 중에서 **청색증의 유무**를 관찰하는 시진도 있다. 중심성과 말초성 2가지로 나뉘고(p.54) 증상이 온몸 또는 손, 발끝과 말초에 나타나는지를 확인한다. 또한 말초 혈액량을 평가하는 방법으로 **손톱 압박 검사**(blanch test)라는 방법도 있다. 이 검사는 손톱을 눌러 손톱 끝(말초)까지 혈액이 충분히 순환하고 있는지를 평가하는 방법으로, 쇼크 상태인지 평가할 때도 사용한다.

이 밖에 **목 정맥**(jugular vein)을 관찰하기도 한다. 목 정맥에는 판막 없이 우심방과 이어져 있어서 **울혈성 심부전**으로 인한 우심방의 압력이 상승하거나 **대동맥 박리**(aortic dissection, p.162)로 인해 상대정맥이 압력을 느껴 **부풀어 오르게 된다.** 또한 바로 누운 자세에서 침대를 45도 올렸을 때 혹이 사라지지 않는다면 우심부전이 생겼을 가능성도 있다.

🔒 키워드

울혈성 심부전
심장의 펌프 기능이 떨어져서 전신에 충분한 혈액이 공급되지 못하고 정체되는 상태(울혈)를 말한다. 호흡 곤란이나 권태감, 부종도 생긴다.

목 정맥 확장
혈관이 부풀어 오르는 현상을 말하는데, 어떤 문제가 발생하여 혈액이 정상적으로 순환되지 못하고 팽팽하게 부풀어 오른다.

✏️ 메모

표정
표정이나 옷차림, 청결함을 관찰하여 의식 상태와 인지 상태 평가로 이어지게 한다.

기본적인 시진

시진은 시각으로 정보를 얻는 방법으로, 여러 가지 감각을 이용해 상태를 파악한다.

전신	얼굴	옷차림	그 외
체형, 자세, 피로, 체취, 영양 상태 등	얼굴색, 표정 등	청결함이나 옷의 상태, 화장 상태, 장구 장착 유무	정신 상태, 인지 기능, 의식 상태, 언어 기능 등

순환기에서의 시진

의식 정도	쇼크	청색증(분류)
스케일(p. 81)을 이용해 시간에 따라 계측한다.	얼굴 창백 여부, 식은땀, 호흡 곤란, 허탈, 동맥 촉지 불능, 빈뇨, 빈맥의 유무	입술부터 손끝까지 그리고 얼굴이 창백하지 않은지, 손톱에 반달 모양이 보이지 않는지 확인

부종(분류)	목 정맥 확장	호흡 상태
전신, 얼굴색, 안구, 하지 등에 부종이 생기지 않았는지 파악한다.	목 정맥에 혹이 생기지 않았는지 파악해 우심방의 혈역학적 상태를 알아본다.	어깨 호흡, 앉아숨쉬기, 일을 할 때 숨참, 빈 호흡, 천명, 발작성 야간 호흡 곤란

손톱 압박 검사(blanch test)

 검지 손톱을 위아래에서 잡고 세게 누른다 (5초 간).

 눌렀던 손가락을 뗀다. 떼고 나서 2초 이내에 손톱의 색깔이 돌아오면 정상이다.

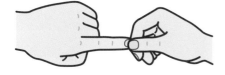

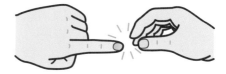

여기서 말하는 손톱은 손톱 아래에 빨갛게 보이는 부분을 가리키며 모세혈관이 보이기 때문에 손톱의 대부분이 빨갛게 보이는 것이다. 참고로 이 테스트는 말초의 혈액순환이 양호한지를 판단할 때 사용한다.

촉진

- 신체의 각 부위를 직접 만지는 방법이다.
- 부위에 따라 촉진하는 방법도 다르다.
- 좌우의 차이를 관찰해 본다.

촉진으로 신체 표면과 내부 정보를 파악할 수 있다

촉진은 신체를 직접 만져 피부 상태와 온도, 맥박, 장기 상태, 통증, 촉각에 대해 알 수 있다. 순환기 계통을 촉진할 때는 주로 **맥박과 피부 온도**를 측정해 본다. 이때 손을 사용해 촉진하는데, 사용하는 손의 부위에 따라 느끼는 감각이 달라진다. 따라서 필요한 정보를 파악한 후 촉진할 부위를 나눠 실행한다.

맥박 촉지와 피부 온도를 통해 순환기의 동태를 알 수 있다

순환기 계통에서 가장 많이 이용하는 촉진 방법은 맥박 촉지이다. 맥박 촉지란, 심장에서 동맥으로 혈액을 흘려보낼 때의 박동을 손가락 끝으로 촉지하는 방법을 말한다. 일반적으로 동맥의 박동은 손목 부위 근처에 있는 **노동맥**에서 촉진하는데, 위급한 상황에서는 목에 있는 동맥인 **목동맥**을 촉지해 맥박을 확인한다. 이 경우, 너무 세게 압박하면 혈압이 떨어지고 서맥이 발생해 실신할 가능성이 있으므로 주의해야 한다.

맥박을 촉진할 때는 **검지**(집게손가락), **중지**, **환지**(약지) 세 손가락을 사용해 동맥이 지나가는 것을 느낄 수 있는 부위에 가볍게 대는 정도이면 된다. **오른쪽**과 **왼쪽**에 각각 맥박의 차이가 느껴지는 경우, 혈관 협착과 폐쇄를 의심할 수 있다. 그리고 피부 온도도 확인해 보는 것이 좋다. 이때 온도를 잘 느낄 수 있는 손등 부분을 이용해 몸의 말초신경에서 중추신경을 향해 미끄러지게 하듯이 촉진한다. 직접 피부를 만질 경우에는 촉진 전에 손을 따뜻하게 해 두자.

 키워드

맥박 촉지
심장에서 동맥으로 혈액이 배출될 때의 박동을 손가락 끝으로 맥을 짚는 관찰법을 말한다. 맥박은 주로 목동맥, 노동맥, 상완동맥, 대퇴동맥, 발등동맥에서 느낄 수 있다.

노동맥
맥박을 통지하는 부위 중에서 가장 많이 이용하는 부위이다. 노동맥은 손목에서 엄지손가락 쪽으로 뛰는 동맥이다.

목동맥
목동맥은 경부(목) 양쪽에 뛰고 있는 동맥으로, 후두(larynx)라고 불리는 갑상연골 쪽보다 살짝 낮은 부위에 위치하고 있다.

메모

좌우 차이
왼쪽과 오른쪽 맥박이 차이가 날 경우 혈행 장애를 의심할 수 있다. 양쪽 맥박의 차이는 노동맥과 같이 맥박을 느끼기 쉬운 부위에서 확인한다. 양쪽이 서로 차이가 있을 경우, 혈압을 측정한다. 이때 20mmHg 이상 차이가 날 경우 혈행 장애라고 할 수 있다.

촉진에서 사용하는 부위

손은 사용하는 부위에 따라 다른 감각을 느낄 수 있다. 따라서 필요한 정보에 맞춰 촉진하는 것이 좋다.

[손가락 끝]

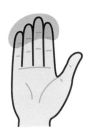

손끝은 감각이 가장 민감한 곳이므로 세밀한 움직임을 느끼고 싶을 때 사용한다. 맥박 촉지 외에 장기나 종양과 같은 조직의 상태와 가동성도 진단할 수 있다.

[손가락 사이골 · 자뼈 측 표면]

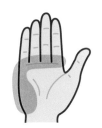

뼈는 진동에 민감하다. 또한 손가락 관절이나 자뼈 측의 표면은 근육이 얇아 진동을 느끼기 더 쉬우므로 진전(tremor)이나 목소리의 진동음을 진찰할 수 있다.

[손등]

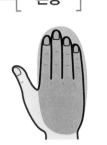

손등은 피부 온도 자체가 낮아서 닿은 물건의 온도를 쉽게 느낄 수 있다. 따라서 피부 온도를 확인할 때 많이 사용한다.

[맥박 촉지]

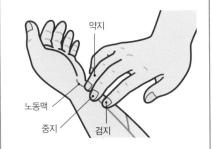

약지

노동맥

중지

검지

맥박을 촉지할 때는 우선 손을 따뜻하게 하고 검지, 중지, 약지를 손목에 가볍게 갖다 댄다. 그리고 박동 리듬, 횟수, 좌우의 차이를 촉지해 관찰한다.

[피부 온도의 촉진]

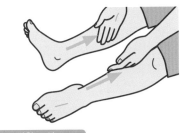

관찰 포인트

- 냉감이 있는가?
- 좌, 우에 차이가 있는가?

평가

- 냉감이 있다면 순환 장애를 의심해 볼 수 있다.
- 양쪽에 서로 차이가 있다면 냉감이 느껴지는 쪽에 동맥폐쇄와 협착이 진행됐을 가능성이 있다.
- 양쪽 차이가 없다면 심부전이나 쇼크의 가능성이 있다.

청진

● 몸속에서 나는 소리를 듣고 어느 곳에 문제가 있는지 발견할 수 있다.
● 심잡음이 나는지 듣는다.
● 청진 부위는 주로 4가지 영역으로 나뉜다.

심장 소리에 이상은 없는지 들어본다

청진은 청진기를 사용해 신체 내부에 소리를 들어 보는 방법으로, 몸속에서 나는 소리를 듣고 심장의 상태 등을 추측한다.

순환기 계통 진료의 청진은 **심장 소리(심음)**을 들어 보거나 **심잡음**이 들리는지 확인한다. 심장에서는 판막이 닫히거나 닫힌 판막에 혈류가 부딪히면서 나는 소리가 많다. 심음 진찰은 **리듬, I음, II음, 과잉심음**과 **심잡음**의 유무를 확인할 수 있다. 심잡음이란, 질병으로 인해 심장 판막이 좁아지거나 닫히지 않으면서 혈류가 흐트러지고 혈관벽이 진동하면서 생기는 잡음으로, "쓰–" 하는 소리가 난다.

청진 부위를 알아보자

심음을 청진할 때는 **대동맥판막 영역, 폐동맥판막 영역, 오른방실판막 영역, 승모판막 영역**의 소리를 듣는다. 심장에서 혈액이 흘러나오려면 심방과 심실 사이에 있는 **방실판막**(승모판막과 오른방실판막), 심실과 동맥 사이에 있는 **동맥판막**(대동맥판막과 폐동맥판막)이 서로 열고 닫혀야만 한다. 심방이 수축하면서 혈액이 심실을 가득 채우면 방실판막이 닫히고 심실은 수축을 시작한다. 심음 중 I음은 여기서 판막이 닫힐 때 나는 소리이다. 좌심실은 심근의 양이 많기 때문에 I음이 크게 들린다. 심실 수축으로 혈액을 동맥으로 보내면 이번에는 동맥판막이 닫히는데, 이것이 II음이다.

옷 위에서 흉부를 청진하면 옷이 스치는 소리 때문에 잘 들리지 않을 수도 있으니 주의한다.

시험에 나오는 어구

I음
승모판막과 오른방실판막이 닫힐 때 나는 소리로, "두" 하는 소리가 들린다.

II음
대동맥판막과 폐동맥판막이 닫히면서 나는 소리로, "둔" 하는 소리가 들린다.

메모

심잡음
방실폐쇄심부전은 판막이 닫히지 않고 혈액이 역류하면서 심잡음이 들린다. 또한 협착은 판막이 열리지 못한 채 혈액이 좁은 공간을 지나가는데 지나갈 때마다 잡음이 들리는 것이다.
심잡음을 평가할 때는 Levine 분류를 이용하는 경우가 많다.

심음의 청진영역

심장 청진은 다음과 같이 4가지 영역에서 실시한다. 이때 환자가 바른 자세로 눕거나 앉을 수 있도록 한다.

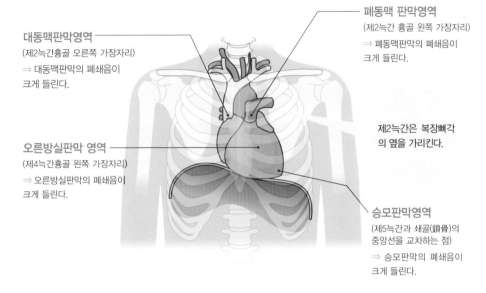

폐동맥 판막영역
(제2늑간 흉골 왼쪽 가장자리)
⇒ 폐동맥판막의 폐쇄음이
크게 들린다.

대동맥판막영역
(제2늑간흉골 오른쪽 가장자리)
⇒ 대동맥판막의 폐쇄음이
크게 들린다.

오른방실판막 영역
(제4늑간흉골 왼쪽 가장자리)
⇒ 오른방실판막의 폐쇄음이
크게 들린다.

제2늑간은 복장뼈각
의 옆을 가리킨다.

승모판막영역
(제5늑간과 쇄골(鎖骨)의
중앙선을 교차하는 점)
⇒ 승모판막의 폐쇄음이
크게 들린다.

청진기의 구조

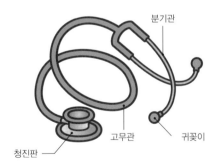

분기관

고무관   귀꽂이

청진판

청진기는 분기관, 고무관, 청진판으로 뉜다. 고무관의
길이는 청진기마다 다를 수 있다. 또한 고무관이 굵고
딱딱한 청진기는 소리가 잘 전달된다.

청진판의 형태

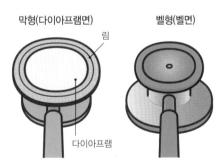

막형(다이아프램면)   벨형(벨면)

림

다이아프램

청진판은 막형과 벨형이 있다. 막형은 높은 소리를 들
을 때, 벨형은 저음을 들을 때 적합하다. 대부분은 막형
으로 듣고 진단할 수 있다.

활력징후

- 생명을 유지하기 위한 활동이 정상적으로 이뤄지고 있는지 관찰한다.
- 장기적인 관찰을 통해 일반적인 범위의 수치를 알 수 있다.
- 시간대나 활동에 따라 변동이 생긴다.

생명징후는 변화가 반영된다

활력징후(vital signs)는 생명징후라고도 한다. 사람이 살아가려면 호흡을 하고 혈액이 순환되는 등 생명을 유지하기 위한 활동이 계속 유지돼야 하는데, 이 활동이 정상적으로 이뤄지고 있는지를 판단하는 측정치가 활력징후이다.

이때 지표가 되는 요소에는 체온, 맥박, 혈압, 호흡이 있고 신체에 이상한 변화가 있다면 바로 반영된다. 활력징후는 각각의 요소마다 기준치가 있으므로 측정 시 이 기준치의 범위 내에 들어가는지를 보고 정상인지, 이상인지를 확인하는 것이 중요하다.

측정할 때는 단순히 측정 수치와 기준 범위만을 비교하는 것이 아니라 장기적으로 관찰해 보고 평소 수치를 파악하는 것이 중요하다.

생리적인 변동에 따라 측정 지수의 오차가 발생한다

활력징후는 활동, 시간대에 따라 변동이 생기기 때문에 매일 정해진 시간에 측정한다. 식후, 운동 후, 입욕 후 같은 시간은 심박수에 변화가 생기므로 피하도록 한다.

일반적으로 활력징후를 측정하는 순서는 ① 체온, ② 맥박, ③ 호흡, ④ 혈압 순이다.

하지만 위급 상황에서는 각 상태와 증상을 합쳐 활력징후를 측정한다. 상황에 따라 맥박으로 확인하기도 하고, 유·아동의 경우 침습성이 낮은 요소부터 확인하기 때문에 호흡을 관찰하기도 한다.

이 밖에 의식을 확인하거나 종합적인 증상을 관찰하는 경우도 있다.

 키워드

침습성
몸에 물리적인 부담과 영향을 끼칠 가능성을 말하는 단어로, 상처나 질병뿐 아니라 수술과 같이 신체에 상처를 내는 일 전반을 의미한다.

 메모

기준치
주요 활력징후의 기준치는 다음과 같다.
체온: 36.5~37.2℃대
맥박: 분당 60~100회, 빈맥은 분당 100회 이상,서맥은 분당 50회 이하이다.
혈압: 120~139mmHg/80~89mmHg
(최고 혈압/최저 혈압)
호흡: 분당 12~16회
단, 고령자의 경우 기저 질환 유무에 따라 주의해야 할 부분이 있으므로 일반적인 기준으로 삼는 것이 좋다.

활력징후란 무엇인가?

활력징후는 생명 활동이 정상적으로 이뤄지고 있는지 관찰하고 판단하는 일을 말한다. 주로 체온, 맥박, 혈압, 호흡을 가리킨다.

체온

〈기준치〉
- 36.5~37.2℃대

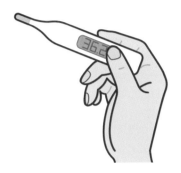

열이 올랐는지를 정확하게 측정한 후 평균치에서 벗어나지 않았는지 확인한다.

맥박

〈기준치〉
- 분당 60~100회

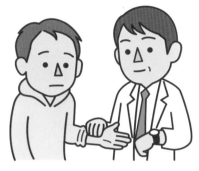

심장의 리듬을 확인하고 부정맥이 발생했는지를 진단한다.

혈압

〈기준치〉
- 120~139mmHg/80~89mmHg
  (최고 혈압/최저 혈압)

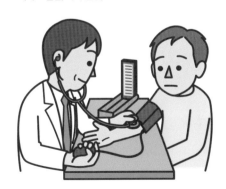

혈관과 관련된 압력을 측정하고 혈액순환이 적절하게 이뤄지고 있는지 확인한다.

호흡

〈기준치〉
- 분당 12~16회

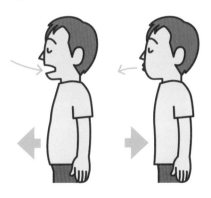

몸 밖에서 몸 안으로 산소를 충분히 들이마시고 있는지 확인한다.

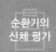

체온

- 체온이 잘 유지되고 있는지 확인한다.
- 체온을 측정하는 주요 부위는 고막, 구강, 겨드랑이, 직장이다.
- 체온계를 측정 부위에 올바르게 맞추는 것이 중요하다.

체온은 생리적으로 변화가 생길 수 있다

체온은 식사나 운동과 같은 행동에 영향을 받으면 기준치 범위 내에서 변화가 생긴다. 체온을 측정할 때는 **체온이 변하기 쉬운 시간대를 피**하는 것이 좋다. 체온은 36~37℃가 일반적이지만, 질병이나 환경에 따라 체온이 높아지기도 하고 **낮아지기도** 한다.

고열은 발열과 **울열**로 나눌 수 있다. 발열 증상은 주로 질병 때문에 나타나고 울열은 열사병과 같이 고온이 지속되는 환경에 노출되면서 신체에 열이 축적될 경우에 발생한다.

이와 반대로 **저체온**은 추운 환경에 노출돼 체온이 떨어지거나 영양 상태가 나빠지면서 발생한다. 일반적으로 저체온은 35℃ 이하인 경우를 말한다.

주요 체온 측정 부위는 4곳이다

체온을 측정하는 부위는 크게 **고막, 구강, 겨드랑이, 직장**으로 나눌 수 있다. 특히, 겨드랑이는 다른 부위보다 간편하면서도 안전하기 때문에 많이 측정하는 부위이다. 하지만 겨드랑이에서 땀이 나면 이 부위의 체온이 낮아질 수도 있으므로 마른 타월로 닦고 난 후에 꽂아 두는 것이 좋다. 이때 겨드랑이의 정중앙에 체온계를 꽂지 않으면 오차가 발생하므로 36~45℃ 정도의 각도로 삽입하고 **겨드랑동맥**(axillary artery)이 지나가는 곳의 정중앙에 가볍게 대도록 하자. 현재 많이 이용하는 비접촉식 체온계는 얼굴 표면에 방사된 적외선량을 측정하는 방식이다.

저체온

핵심 온도가 35° 이하로 떨어진 상태나 직장 온도가 35° 이하인 상태를 저체온증이라고 한다. 경증 저체온증에서는 몸을 따뜻하게 만드는 정도로도 회복할 수 있지만, 중등도 이상에서 의식이 불투명한 경우에는 오연(誤嚥)이 발생할 위험이 있으므로 뭔가 입으로 섭취하지 않도록 하자. 중도 저체온증은 호흡수와 심박수가 떨어지기 때문에 기도 확보가 필요하다.

 키워드

울열

일반적으로 발열은 감염증과 알레르기 반응 때문에 일어나는데, 이때 원인 요소를 제거해 몸이 정상적으로 되돌아오는 작용을 가리킨다. 한편 울열은 이상 기온으로 인해 많이 덥거나 폭염이 발생하는 등의 외적 요인으로 발생하는 열을 가리킨다.

체온측정 방법

체온계를 겨드랑이에 끼는데 윗팔에서 어깨로 넘어가는 부위의 앞면 아랫방향에서 30~45° 정도로 체온계를 집어넣는다. 체온계는 겨드랑이의 정중앙에 닿도록 꽂아 측정한다.

 아래쪽에서 밀어 올리듯이 겨드랑이를 조인다.

 체온계가 겨드랑이와 밀착되도록 팔을 반대쪽 손으로 가볍게 누른다.

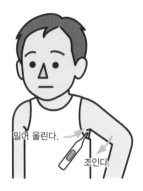

밀어 올린다.

조인다.

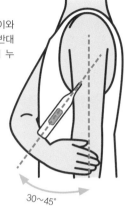

30~45°

잘못된 예

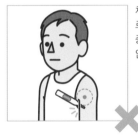

체온계를 위에서 아래로 꽂으면 겨드랑이 중앙 부분에 잘 닿지 않는다.

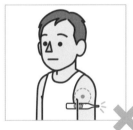

체온계를 옆으로 꽂으면 체온계 끝부분이 반대 부분으로 나오게 된다.

COLUMN 체온은 무엇을 가리키는가?

인간은 항온 동물이기 때문에 환경이 변한다 하더라도 체온을 유지할 수 있다. 열은 음식을 섭취해 영양소를 흡수하고 간이나 근육으로 에너지를 대사하면서 발생한다. 이때 열은 혈액을 타고 온몸에 퍼져 피부나 신체 바깥을 향해 방산하게 된다. 체온을 유지할 수 있는 것은 뇌의 시상하부라는 곳 덕분인데, 이 부분을 체온 조절의 중심 부분이라고도 한다. 시상하부에서 명령을 내리면 열의 생산과 방산의 균형을 맞추기 위해 근육이 떨거나 피부 혈액량, 땀의 양이 변하게 된다.

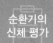

호흡수

- 호흡수 외에 리듬과 호흡의 깊이도 관찰한다.
- 측정을 할 때는 환자가 이를 의식하지 않을 수 있도록 실시한다.
- 정상 수치를 미리 파악해 이상을 발견하는 것이 중요하다.

호흡을 측정한다는 사실을 의식하지 않도록 한다

호흡이란, 생명 활동을 위해 필요한 산소를 들이마시고 체내에서 소비해 이산화탄소로 배출하는 과정을 말한다. 일반적으로 1분에 12~20회 정도가 정상이다.

호흡 관찰은 환자가 관찰하고 있다는 사실을 의식하지 않도록 **안정을 취한 상태에서 실시하는 것이 중요하다.** 맥박을 측정하면서 흉부의 움직임을 보고 호흡수를 동시에 관찰한다. 또한 호흡은 그 횟수만이 아니라 깊이, 리듬, 소리 등도 관찰하는 것이 좋다. 호흡을 할 때 **괴로워하거나 청색증이 나타나는지, 힘이 빠지지 않는지도 관찰해 보자.**

호흡수가 이상하다면 그 깊이를 체크해 보자

호흡이 이상하다면 여러 가지 질병과 관련돼 있을 가능성이 있다. 예를 들어 호흡 횟수가 1분당 21회 이상일 경우 **빈호흡**이라고 한다. 이 경우 발열이 생기거나 호흡 기관에 질병이 생겼을 가능성이 높다. 반면, 호흡수가 1분당 12회 이하로 떨어질 경우 **완서 호흡**이라고 한다. 주로 수면과 관련된 약품, 마취제를 사용했을 경우에 발생할 가능성이 높다. 또한 호흡의 깊이를 기준으로 분류했을 때 **다호흡, 호흡감소증, 무호흡**으로 나눌 수 있다.

다호흡에서는 과호흡증후군이 많이 나타나는데, 이는 정신적인 불안과 과도한 긴장으로 발생하는 경우가 많으므로 천천히 호흡할 수 있도록 하면 증상이 완화된다.

 메모

빈호흡
호흡의 횟수가 증가하는 일을 가리키며 리듬은 규칙적이다.

완서호흡
호흡의 횟수가 감소하는 일을 가리키며 리듬은 규칙적이다.

호흡 감소증
호흡수가 줄어들고 깊이도 얕아진다. 환기량이 감소하는 상태이고 사망 직전 또는 위중한 경우에 발생한다.

무호흡
호흡이 10초 이상 일시적으로 정지된 상태를 말한다. 무호흡 증후군이라고도 한다.

이상 호흡과 정상 호흡에 대해

호흡에 이상이 발생한 경우, 다음과 같이 분류할 수 있다.

	종류	호흡 형태	호흡수와 특징	발생시
정상	정상 호흡		[호흡수] 1분에 12~16회	—
횟수로 나눈 호흡	빈호흡		[호흡수] 1분에 25회 이상 [특징] 호흡수가 늘어난다.	발열, 흥분
	완서 호흡		[호흡수] 1분에 12회 이하 [특징] 호흡수가 줄어든다.	뇌압항진 기관지 폐쇄
깊이로 나눈 호흡	과호흡		[호흡수] 변화하지 않는다. [특징] 호흡 1회당 환기량이 늘어나고 호흡이 깊어진다.	갑상샘 기능 항진증 빈혈
	호흡 저하		[호흡수] 변화하지 않는다. [특징] 호흡 1회당 환기량이 줄어들고 호흡도 얕아진다.	호흡근의 기능 저하
깊이와 횟수로 나눈 호흡	다호흡		[호흡수] 1분당 20회 이상 [특징] 호흡수가 늘어나고 호흡도 깊어진다.	운동 이산화탄소 축적 신경증
	호흡 감소증		[호흡수] 1분당 12회 이하 [특징] 호흡수가 줄어들고 얕은 호흡을 쉰다.	호흡이 정지되기 직전
	쿠스마울 호흡		[호흡수] 1분당 20회 이상 [특징] 큰 호흡이 지속된다.	당뇨병성 혼수 상태 요독증성 혼수 상태
시기에 따라 나눈 호흡	체인 스토크스 호흡		[특징] 깊이와 횟수가 늘어남→ 감소함→무호흡으로 변함 이 과정을 계속 반복	심장 질환, 요독증, 뇌출혈
	비오 호흡		[특징] 얕은 호흡이 반복→무호 흡으로 변함 이 과정을 계속 반복	수막염

SpO₂ (산소포화도)

- 몸속 산소포화도에 대해 쉽게 알아볼 수 있다.
- 적혈구 속 헤모글로빈이 산소와 연결돼 있다는 사실에 대해 알아보자.
- 손 냉증, 신체 동작에 주의한다.

산소포화도로 몸속의 산소량을 알 수 있다

SpO₂란, 몸속에 있는 산소포화도를 측정한 수치를 말하며 적혈구 속에 있는 헤모글로빈이 산소와 결합한 비율을 나타낸다. 정상 수치는 95~100%이고, 측정 기구는 펄스옥시미터(pulse oximeter)라고 한다. 손끝에 측정용 센서를 부착하고 두 종류의 빛(적색광과 적외광)을 맞춘다. 산소와 결합한 헤모글로빈과 결합하지 않은 헤모글로빈의 비율을 빛의 투과성으로 측정한다. 따라서 항상 몸속의 산소 농도를 간단하게 측정할 수 있다.

SpO₂를 정확히 측정하기 위해 필요한 것

펄스옥시미터는 맥박수를 동시에 측정할 수 있으며 산소포화도와 함께 표시한다. 그리고 측정할 때는 신체 동작과 손 냉증, 말초 신경의 혈류 저하, 매니큐어 등을 조심해야 한다. 신체 동작에서 빛의 투과성이 어긋나거나 혈류가 충분하지 않은 경우, 매니큐어가 빛을 방해하는 경우에는 정확한 수치를 얻기 힘들기 때문에 주의해야 한다.

손 냉증의 경우 손가락 끝을 따뜻하게 하거나 혈류가 좋은 손가락으로 변경할 수 있다. 측정 시에는 환경과 상태에 따라 오차가 발생할 수 있다.

또한 옷을 입은 후 바로 측정하는 것이 아니라 수초~수분 후에 측정하는 것이 중요하다.

 시험에 나오는 어구

산소포화도
혈액 속에 포함된 산소량을 말한다. 퍼센트로 표시한다.

 키워드

펄스옥시미터
검사기를 손끝이나 귓볼에 붙여 맥박수와 산소포화도를 측정하는 의료 기구를 말한다. 손끝이 차가워지고 손톱이 하얗게 변하거나 매니큐어를 한 경우, 손톱에 변형이 생기는 경우도 있다.

펄스옥시미터의 구조

펄스옥시미터는 혈액 속에 포함된 산소포화도를 측정하는 기구이다.

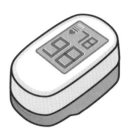

프로브

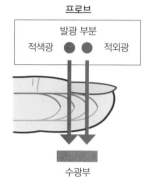

발광 부분

적색광 ● ● 적외광

수광부

기계 사이에 손가락 끝을 끼우기만 하면 되고 채혈할 필요가 없다.
또한 산소포화도와 심박수를 한꺼번에 측정할 수 있으며 프로브라고도 한다.

적외광으로 산소 헤모글로빈을 측정하고 적색광으로 환원 헤모글로빈을 측정하고 있다. 그리고 헤모글로빈을 연결하는 산소의 비율을 수치로 나타내고 있다. 빛은 프로브의 발광부에서 나온다.

부착법

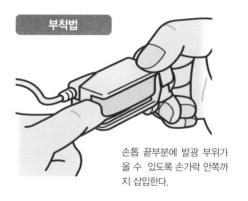

손톱 끝부분에 발광 부위가 올 수 있도록 손가락 안쪽까지 삽입한다.

〈정확하게 부착하면…〉
● 손가락의 중심에 빛이 지나가므로 딱 알맞게 검사할 수 있다.
● 큰 동맥의 신호를 파악할 수 있다.

〈잘못 부착하면…〉
● 손가락 바깥쪽을 지나는 빛까지 검사한다.
● 신호 맥동이 감소한다.

COLUMN 호흡이 답답해도 SpO_2는 정상일 수 있다?

몸속의 SpO_2를 측정하는 펄스옥시미터는 잘 부착하지 않으면 정확한 수치가 나오지 않는다. 그리고 자각 증상이 있다 하더라도 SpO_2와 자각 증상이 반드시 비례한다고 할 수 없다. 예를 들어 스트레스로 인해 과호흡증후군이 생긴 경우, 아무리 숨이 막힐 듯해도 대부분 SpO_2가 정상적으로 측정된다.

맥박수

- 비정상적인 맥박은 순환기 질환이 동반되었을 가능성이 있다.
- 몸의 표면에서 맥박을 촉지할 수 있는 부위들이 있다.
- 맥박을 촉지할 수 있는 부위에서 혈압도 추측해 볼 수 있다.

맥박이 빠르거나, 느리고 약하거나, 불규칙할 때 주의한다

순환기의 이상 여부는 **맥박** 측정으로 조기에 발견할 수 있다. 맥박을 측정할 때는 횟수, 리듬, 상태, 좌우 차이, 동맥이 단단하고 **구불구불한 지**에 신경을 쓰면서 측정한다.

일반적으로 **심박수**와 **맥박수**는 일치하고 맥박은 1분간 **60~80회** 정도의 규칙적인 리듬으로 촉지할 수 있다. 만약, 맥박이 50회 이하로 측정될 경우에는 **서맥**, 100회 이상일 경우에는 **빈맥**이라고 하는데, 각각 40회 이하 또는 120회 이상으로 측정되거나 맥이 약하게 떨릴 때는 심장의 펌프 기능이 떨어지고 있거나 혈액순환이 원활하지 않을 가능성이 있다.

맥박에 이상이 생겼을 때는 의식 상태와 혈압, 현기증, 심계항진 등의 증상을 함께 관찰하고 12유도 **심전도**(p.84)나 **모니터 심전도**를 사용해 자세하게 평가한다. 또한 평가 후에 질병과 연관된 증상이 있다면 바로 치료할 필요가 있다.

맥박을 측정할 수 있는 부위는 여러 곳이다

맥박 측정은 **요골동맥** 외에 목 주변을 지나는 **목동맥**, 주관절(elbow joint)의 약간 안쪽에 있는 **상완동맥**, 넓적다리 근처에 있는 **대퇴동맥**, 발등을 지나는 **발등동맥**에서도 촉지할 수 있다.

또한 맥박을 촉지할 수 있는 부위에 따라 혈압 수치도 추측해 볼 수 있다. 심장에서 가장 가깝고 위급한 경우가 많은 목동맥을 촉지할 수 있는 경우 수축기 혈압이 60mmHg 정도 이상이고, 요골동맥은 80mmHg, 대퇴동맥은 70mmHg 이상에서 촉지할 수 있다.

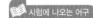 시험에 나오는 어구

모니터 심전도
24시간 동안 심전도를 측정할 수 있는 기계로, 12개의 유도(lead)를 통해 심장을 측정하는 12유도 심전도와 달리, 3점 유도법이라는 방법을 이용해 한 방향으로 심장을 측정한다. 심전도에서 위험한 변화가 감지되면 알람이 울린다. 환자에게서 멀리 떨어진 장소에서도 관찰할 수 있다.

 키워드

맥박
심근 수축으로 인해 대동맥 내압이 높아지면 그 압력이 말초신경 동맥으로 전해지면서 맥박을 손끝의 떨림으로 느낄 수 있다. 이를 맥박이라고 부른다.

심박수
심장이 1분간 박동하는 횟수.

맥박수
1분동안 말초신경에서 촉지한 횟수.

맥박 부위

맥박은 신체 표면 가까이에 흐르고 있는 혈관에서 촉지할 수 있다.

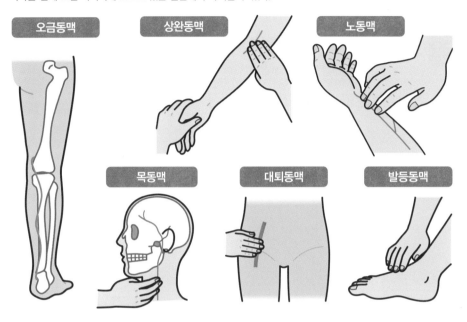

| 오금동맥 | 상완동맥 | 노동맥 |
| 목동맥 | 대퇴동맥 | 발등동맥 |

맥박의 평가

| 분류 | 맥박 속도의 차이점 | | 부정맥 | | |
	빈맥	서맥	교대맥박	이단맥박	모순맥박
특징과 맥박수	분당 맥박수가 100회를 넘는다.	분당 맥박수가 50회를 밑돈다.	규칙적인 리듬으로 뛰고 있지만, 강한 맥과 약한 맥이 번 갈아 나온다.	맥이 두 번 뛸 때 첫 번째는 일반적이지 만, 그 다음 맥은 속 도도 빠르고 작은 소리가 난다.	공기를 들이마실 때 맥박이 약해 진다.
주요 원인	발열과 빈혈 그 리고 저심박출량 외에 빈맥성 심 방세동, 심방된 떨림, 상실성 빈 맥, 심실성 빈맥 등이 있다.	서맥성 심방세동, 방실 차단, 동서맥, 동부전 증후군과 같이 자극 전 도계에 이상이 있을 경 우에 나타난다. 또는 고 칼륨혈증, 디기탈리스 중독이나 부교감신경이 우위일 때 나타난다.	심부전	심방기외수축, 심실 기외수축 등이 있 다.	심장압전 등이 있 다.

혈압

POINT
● 혈압은 일반적으로 동맥에 생기는 압력을 말한다.
● 혈압은 보통 상완동맥에서 측정한다.
● 혈압 측정은 정해진 시간과 환경에서 실시하고 측정 시에 변동사항이 없어야 한다.

혈압 측정은 반드시 필요한 검사이다

혈압은 동맥에서 혈액이 흐를 때 혈관벽에 가해지는 압력을 말하며 **수축기 혈압**(최고 혈압)과 **이완기 혈압**(최저 혈압)으로 나뉜다(p.40). 혈압 측정 결과에는 심장 펌프 기능이 잘 돌아가고 있는지, 혈관 상태가 정상적인지가 반영된다. 혈압 측정은 고혈압 예방과 관리, 기존 심혈관 질환의 경과 관찰 등을 위해 중요하다.

측정 시 주의해야 할 점

정확한 수치를 측정하기 위해 **매회 정해진 시간에 동일한 자세로** 측정하는 것이 중요하다. 또한 식후에 측정하지 말고 되도록 안정을 취한 다음에 측정해야 한다. 왜냐하면 혈압은 기온, 식사, 입욕, 운동 등에 따라 변하기 때문이다. 측정 수치에 영향을 미칠 것 같은 활동을 했다면 기다렸다가 측정하도록 하자.

측정 부위는 일반적으로 심장과 동일한 높이에 있는 **상완동맥**에서 측정한다. 측정 부위가 심장보다 낮으면 혈압이 높아지고 심장보다 높으면 혈압이 낮아지기 때문이다.

기립성 저혈압이 의심된다면 눕거나 앉은 자세로 측정할 수도 있다.

또한 **커프**를 느슨하게 감으면 팔에 접촉되는 면적이 적어지기 때문에 혈압이 높게 나올 수 있다. 단, 너무 세게 감으면 혈관에 압력이 가해진 상태에서 혈압을 측정하기 때문에 수치가 낮게 나올 수 있으므로 주의해야 한다.

 키워드

기립성 저혈압
앉거나 누운 자세에서 갑자기 섰을 때 급격하게 혈압이 떨어지면서 현기증, 실신 등을 발생시키는 증상을 말한다.

커프
혈압 측정 시에 사용하는 고무 주머니가 달린 가느다란 천을 말한다. 상완부에 이 고무 주머니를 감고 그 안에 펌프로 공기를 주입해 동맥을 압박시킨다.

측정 기구 명칭과 측정 부위

측정 기구의 명칭

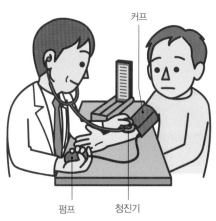

커프

펌프   청진기

혈압은 앉은 상태에서 측정한다. 만약, 기립성 저혈압이
의심되는 경우에는 눕거나 앉아서 측정할 수도 있다.

측정 부위

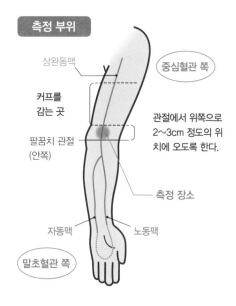

상완동맥

중심혈관 쪽

커프를
감는 곳

관절에서 위쪽으로
2~3cm 정도의 위
치에 오도록 한다.

팔꿈치 관절
(안쪽)

측정 장소

자동맥   노동맥

말초혈관 쪽

측정 시 주의해야 할점

혈압은 편안하게 앉은 자세에서 측정한다. 커프는 심장과 같은 높이, 팔꿈치 관절보다 2~3cm 위쪽에 감도록
하자.

감는 위치

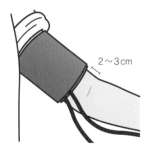

2~3 cm

커프의 아랫부분이 팔꿈치 관절에서
2~3cm 위쪽에 위치하도록 감는다.
또한 상완동맥이 위치한 정중앙에
고무주머니가 올 수 있도록 한다.

세기

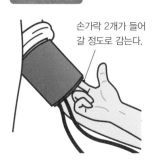

손가락 2개가 들어
갈 정도로 감는다.

커프와 팔 사이의 공간에 손가락이
2개 정도가 들어갈 수 있을 정도의
굵기로 감는다.

높이

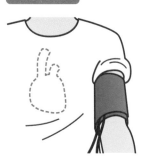

커프와 심장이 높이가 비슷하도록
조정한다.

의식 수준

- 의식 수준은 정해진 지표에 따라 평가한다.
- 지표를 이용하면 환자의 상태를 일관되게 평가할 수 있다.
- 의식 장애는 지표를 기준으로 점수를 매긴 후에 판단한다.

의식 수준을 파악하려면 어떻게 해야 할까?

의식을 관찰하는 이유는 뇌장애를 조기에 발견하거나 환자를 생명의 위기에서 구하는 등 의식 장애로 인한 위험이 발생하지 않도록 하기 위해서이다. 의식은 신체 외부 반응을 기준으로 판단한다. 이때 사용하는 지표는 일반적으로 japan coma scale(JCS)과 glasgow coma scale(GCS)로 나뉜다. 뇌혈관 사고나 두부 외상과 같은 손상은 시간이 흐르면 의식이 흐려지는 경향이 있는데, 이때 사용하는 지표들은 의식 상태를 명확하고 신속하게 평가하는 기준이 된다. 사실 JCS나 GCS는 누구든지 쉽게 의식 수준을 판단할 수 있고 환자 상태를 일관되게 평가할 수 있는 지표이다. 평가한 상황을 공유하면 환자의 상태에 따라 대처가 가능하다.

의식을 평가하는 2가지 지표

JCS는 각성(覺醒)을 중심으로 검사하는 지표인데, 주로 일본에서 활용하고 있다. 평가 내용이 이해하기 쉬워서 뇌혈관사고나 두부 외상과 같이 촉각을 다투는 질환을 평가할 때 유용하며 **개안 유무**와 각성도도 관찰할 수 있다. JCS는 3단계로 나뉘어 있으며 눈에 띄는 상태부터 점차 세세한 상태를 판단한다.

GCS는 국제적으로 널리 사용하고 있는 지표로 **개안 반응**(4단계), **언어 반응**(5단계), **운동 반응**(6단계)의 지표를 기준으로 관찰해 각각의 점수를 합친 후 상태를 중등도, 경도로 판단한다. 이러한 평가 기준을 통해 의식 장애가 어떠한 상태인지 알 수 있다.

 시험에 나오는 어구

의식 장애
의식이 선명하지 않은 상태를 말하며 크게 혼탁과 변용(變容)으로 나뉜다. 의식 혼탁은 사고하지 못하는 상태를 말하는데, 불러도 대답하지 않거나 상황을 인지하지 못할 때 의식 혼탁으로 간주한다. 의식 변용은 환각이나 정신 착란 등의 증상이 나타나며 몽롱한 상태를 말한다. 또한 완전히 의식을 잃은 상태는 혼수 상태라고 말한다.

뇌혈관 사고
흔히 뇌졸중이라고도 하는 상태로, 뇌혈관이 막히는 뇌경색과 뇌혈관이 터져서 출혈이 발생하는 뇌출혈로 나뉜다.

각성
정신을 차리고 의식이 선명한 상태를 말한다.

 키워드

지표
일반적으로는 사물의 크기나 규모 따위를 말하지만, 여기서는 의식 수준의 정도를 말한다.

japan coma scale(JCS)

I: 각성 정도(I항으로 표현)	
0	의식 청명
I-1	의식이 뚜렷해 보이지만, 약간 분명하지 않다.
I-2	의식이 뚜렷하지 않다(장소와 시간, 날짜 구분이 어려운 정도).
I-3	본인 이름과 연월일도 말하기 어렵다.
II: 자극을 줬을 때의 각성 정도(II항으로 표현)	
II-10	일반적인 목소리로 불러도 눈을 뜬다.
II-20	큰 목소리로 부르거나 몸을 흔들어야 눈을 뜬다.
II-30	통증을 가하면서 계속 불러야만 눈을 뜬다.
III: 자극을 줘도 각성하지 못하는 정도(III항으로 표현)	
III-100	통증을 가했을 때 뿌리치는 동작을 한다.
III-200	통증을 가했을 때 손이나 발을 움직이고 얼굴을 찌푸린다.
III-300	통증을 가했을 때 전혀 반응하지 않는다.

glasgow coma scale(GCS)

E: eve opening(눈뜨기 기능)	
4점	자발적으로 눈을 뜬다.
3점	불렀을 때 눈을 뜬다.
2점	통증을 느끼면 눈을 뜬다.
1점	통증을 가해도 눈을 뜨지 않는다.
V: best verbal response(언어 기능)	
5점	의식이 뚜렷하다.
4점	대화는 가능하지만 의식이 혼란스러워 보인다.
3점	부적절한 언어로 인해 대화가 어렵다.
2점	이해하기 어려운 소리를 낸다.
1점	소리를 낼 수 없다.
M: best motor response(운동 반응)	
6점	명령에 따라 손과 발을 움직인다.
5점	통증을 가했을 때 이를 인지하고 손으로 뿌리친다.
4점	통증을 피하려 하고 손과 발을 움츠린다.
3점	통증에 대해 굴곡 운동을 보인다.
2점	통증에 대해 신전 운동을 보인다.
1점	통증을 가했을 때 반응하지 않는다.

혈압이 높으면 어떤 점이 안 좋을까?

혈압은 심장이 수축과 이완을 반복할 때 혈관벽에 생기는 압력을 말한다. 몸속에서는 혈압을 일정하게 유지하려고 하지만, 계절이나 시간, 자세, 스트레스에 따라 혈압이 변하기 때문에 일시적으로 높아질 때도 있다. 그래서 건강한 사람이라도 혈압이 높게 측정되는 경우가 생기는 것이다. 하지만 혈압이 높은 상태가 지속되면 혈관에 가해지는 압력도 지속되고 결국 혈관 내에 상처가 나기 쉬운 상태로 변한다. 그러면 이를 보호하고자 혈관벽은 점차 두꺼워지고 혈관은 유연성을 잃게 된다. 그 결과, 혈액이 다니는 통로가 좁아지거나 막히게 된다. 이런 혈관의 상태를 동맥경화라고 한다. 동맥경화는 심근경색과 뇌경색과 같이 중증 질환의 원인이 되기도 한다.

또한 탄력을 잃어버린 혈관에는 저항이 생긴다. 그렇게 되면 심장은 많은 혈액을 내보내기 위해 필사적으로 움직이는데, 이때 생기는 부담으로 인해 심장이 비대해지고 심부전으로 이어지는 것이다. 혈압은 신장에도 영향을 미치기 때문에 고혈압이 오래 지속되면 신장의 움직임도 나빠진다.

신장이 나빠지면 몸속에 남아 있는 염분과 수분을 배출할 수 없고 이것이 혈액량 증가로 이어지면서 혈압이 상승하게 된다. 고혈압은 이렇다 할 자각 증상이 거의 없기 때문에 자신도 모르는 사이에 혈압이 높아지는 경우가 많다. 이러한 악순환을 반복하지 않기 위해서라도 평소 혈압이 잘 조절될 수 있도록 올바른 생활습관을 갖는 것이 중요하다.

식생활 면에서는 저염과 비만 예방에 신경 쓰면서 식사를 하도록 하자. 꾸준한 운동으로 혈관을 넓혀 혈류가 좋아지면 혈압이 내려갈 것이다. 특히, 몸을 움직이는 일은 스트레스 해소에도 도움이 되므로 올바른 생활습관을 위해 가볍게 걷기부터 시작해 보자.

5장

순환기의 검사

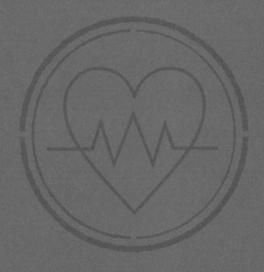

심전도 검사

POINT

- 심장의 전기 신호를 측정해 그래프로 나타내는 검사를 말한다.
- 심전도 검사로 급성 심장 질환인 부정맥과 심근경색의 발생 여부를 확인할 수 있다.
- 이상 증세가 나타났을 경우와 정상인 경우의 차이를 빠르게 판단할 수 있다.

심장에서 발생하는 극소량의 전류를 그래프로 나타낸다

심장은 자극전도계의 움직임에 따라 박동하고 수축과 이완을 반복하면서 온몸으로 혈액을 순환시키고 있다. 심장이 박동할 때는 미량의 전류가 발생하는데, 체표 면에서 발생한 이 전기 신호를 기록해 그래프로 나타낸 것을 심전도라고 한다. 이 심전도는 침습성이 적어 쉽게 검사를 할 수 있으며 심장의 움직임과 관련된 정보를 이용해 부정맥이나 협심증, 심근경색과 같은 질병을 발견할 수 있다.

일반적으로 사용하는 방법은 12유도 심전도이다. 양손과 양발에 4개, 흉부에 6개 전극을 부착한 후 12개의 전기 신호를 관찰한다. 양손과 양발에 부착하는 것을 사지유도라고 하고 정면에서 본 흐름을 읽는다. 흉부에 부착하는 것은 흉부유도라고 하고 위에서 봤을 때의 흐름을 읽는다.

심전도를 볼 때는 정상인지, 아닌지를 확인한다

심전도를 확인할 때는 가장 먼저 동리듬(sinus rhythm)인지를 확인한 후 파형의 간격과 심박수에 이상이 생겼는지를 대략 판단하고 각 부분을 관찰한다. 여기서 동리듬은 심장이 리듬감 있게 잘 박동하고 전기 신호도 잘 전달되고 있는 상태를 말한다. 12유도 심전도에서 표시되는 기본 파형으로는 심방의 수축을 나타내는 P파, 심실의 수축을 나타내는 QRS파, 심실의 이완을 나타내는 T파가 있다. 심전도를 통해 생명에 지장이 있는 급성 질환이 혹시 생겼는지를 먼저 확인하는 것이 중요하다.

시험에 나오는 어구

부정맥
심박이 너무 빠르게 뛰거나 늦게 뛰는 경우 또는 심장 내에서 전기 자극이 이상한 경로로 전달되는 경우 즉 심박 리듬에 이상이생긴 경우를 말한다(p.116).

협심증
심장 근육에 산소가 충분히 전달되지 않아 일시적으로 흉부에 통증이나 압박감이 생긴 상태를 말한다(p.104, p.106).

심근경색
심장에 혈액을 공급하는 동맥이 완전히 막히면서 심장 근육에 혈액을 공급하지 못하게 되면 산소가 부족해져 심장 근육이 괴사하는 상태를 말한다(p.108).

키워드

심전도
심장에서 발생하는 전기 신호를 그래프 형태로 기록한 측정 기구를 말한다. 심장 질환을 진단하거나 치료를 받기 전 검사로 이용한다.

12유도 심전도와 기본 파형

사지유도(4개)와 흉부유도(6개)에 전극을 붙이고 12개의 전기 신호를 파형에 따라 계측한다.

기본 심전도

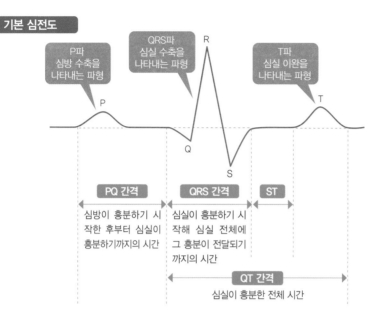

P파
심방 수축을
나타내는 파형

QRS파
심실 수축을
나타내는 파형

T파
심실 이완을
나타내는 파형

R

P

Q

S

T

PQ 간격

심방이 흥분하기 시작한 후부터 심실이 흥분하기까지의 시간

QRS 간격

심실이 흥분하기 시작해 심실 전체에 그 흥분이 전달되기까지의 시간

ST

QT 간격

심실이 흥분한 전체 시간

전극의 위치

【사지유도의 위치】

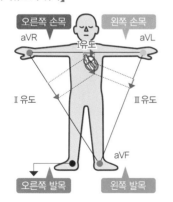

오른쪽 손목

왼쪽 손목

aVR

aVL

Ⅰ유도

Ⅱ유도

Ⅲ유도

aVF

오른쪽 발목

왼쪽 발목

【흉부유도의 위치】

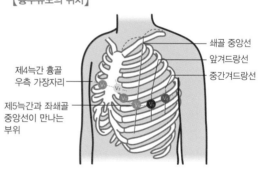

쇄골 중앙선

앞겨드랑선

중간겨드랑선

제4늑간 흉골
우측 가장자리

제5늑간과 좌쇄골
중앙선이 만나는
부위

〈전극 부착 위치〉

V_1: 제4늑간 흉골 우측 가장자리
V_2: 제4늑간 흉골 좌측 가장자리
V_3: V_2와 V_4 결합점의 중간
V_4: 좌쇄골중앙선과 제5늑간이 만나는 부위
V_5: V_4와 수평에 위치한 앞겨드랑선과 교차점
V_6: V_4와 수평에 위치한 중간 겨드랑선과 교차점

홀터 검사

POINT
- 장시간에 걸쳐 심장의 전기적 신호를 관찰한다.
- 홀터 검사 중에는 평소처럼 생활해도 상관없다.
- 자각 증상이 나타났을 때는 이벤트 버튼을 눌러 기록한다.

24시간 동안 심장의 움직임을 관찰할 수 있다

심전도 중 12유도 심전도는 간단하면서도 상세하게 기록할 수 있지만, 오랜 시간 동안 관찰할 수는 없다. 또한 부정맥(p.116)이나 협심증(p.104, p.106), 심근경색(p.108)과 같이 급성질환이 발생했는지도 알 수 없으므로 이를 알기 위해서는 별도로 검사를 해야 한다. 일반적으로 심전도 검사는 짧은 시간 동안 이뤄지기 때문에 자각 증상이 있다 하더라도 침대에 눕는 아주 짧은 사이에 증상이 사라질 수도 있어 질병을 발견하지 못하는 경우도 있다. 이 경우에는 소형 심전도 기계를 사용하는 **홀터 검사**를 실시한다.

홀터 검사는 주로 **부정맥**, 흉통(p.44), 심계항진(p.46)과 같은 증상에 대해 조사하는 데 도움이 되며 몸을 움직일 때 발생하는 **운동 협심증**이나 안정을 취했을 때 출현하는 **불안정형 협심증**에서도 파형의 변화를 볼 수 있다. 홀터 검사는 **24시간 동안 기록**할 수 있으므로 식사나 목욕, 운동, 화장실을 가는 등 일상생활을 할 때 움직이는 심장의 변화를 분석해 이상 여부와 원인을 찾을 수 있다.

일상생활 중에 변화하는 파형을 파악한다

홀터 검사를 장착하면 평소대로 생활할 수 있다. 목욕이나 샤워를 하기 어려운 경우도 있지만, 작고 가벼워 거의 지장을 주지 않는다. 흉부 여러 군데에 전극을 붙이기만 하면 되므로 장착하기도 쉽고, 자각 증상이 나타났을 때는 **기록용 버튼(이벤트 버튼)**만 누르면 된다. 그러면 자각 증상이 나타난 시각까지 기록되어 의사에게 진단을 받기 쉽다.

 시험에 나오는 어구

운동 협심증
사람이 운동을 할 때 심장은 평소보다 산소가 더 많이 필요하다. 하지만 동맥경화로 인해 혈류가 막히거나 나빠져 충분한 양의 산소를 공급할 수 없게 되면 흉통이 발생한다. 대부분의 통증은 휴식을 충분하게 취하면 낫는다(p.104).

불안정형 협심증
협심증 발작 증세가 늘어나거나 약을 먹어도 효과가 잘 나타나지 않는 등 증상이 악화된 상태를 말한다. 불안정형 협심증은 심근경색으로 발전할 위험성이 있다.

홀터 검사의 구조

홀터 검사는 소형 심전도 기계를 부착해 24시간 동안 심장의 움직임을 기록하는 것이다. 자각 증상이 발생했을 때 이벤트 버튼을 누르면 시각이 기록되기 때문에 진단이나 질병 해석에 도움이 된다.

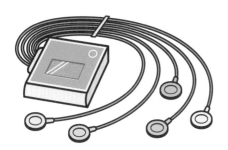

홀터 검사로 알 수 있는 것

- 부정맥 검출
- 흉통, 심계항진
- 운동 협심증
- 불안정형 협심증 등

검사 시 주의할 점

- 전기 담요나 전자 기기를 사용하면 잡음이 들어갈 수 있으므로 주의하자.
- 전극을 벗길 때 피부가 벗겨질 수도 있다.

24시간 측정한다

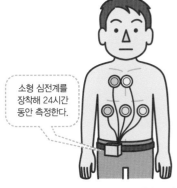

소형 심전계를 장착해 24시간 동안 측정한다.

환자는 기계를 장착한 후 24시간 동안 평소대로 생활한다.

진찰 시 판독한다

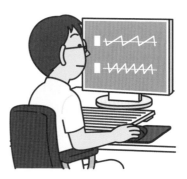

측정된 정보는 환자를 진찰할 때 판독한다. 참고로 심근경색 이후 경과 관찰 등에도 도움이 된다.

COLUMN 운동으로 심장에 부하를 주는 심전도 검사

운동으로 심전도를 기록하는 검사를 운동 부하 검사라고 하는데, 러닝머신 위를 걸으면서 일부러 심장이 부하가 걸리게 하는 것이다. 검사 시에는 경사나 속도로 부하를 조절하면서 허혈 상태를 유발시키는데, 이는 안정된 상태에서는 알 수 없는 심기능 상태나 협심증, 부정맥 등을 진단하기 위한 것이다.

CT

 POINT

- X선을 이용해 인체 내부의 단면을 선명한 영상으로 기록한다.
- CT는 단순 촬영과 조영 촬영으로 나뉜다.
- 촬영하기 전 금속류는 모두 제거한다.

인체 내부의 단면을 촬영해 병변을 알 수 있다

CT는 Computed Tomography(컴퓨터 단층 촬영)의 약어로, X선을 사용해 신체 주변을 360°로 투영해 신체 단면을 기록하는 장치이다.

CT는 단순 촬영과 조영 촬영으로 나뉘며 찍었을 때 뼈나 석회화된 병변은 화상에 흰색으로 표시되고 가스는 검은색으로 표시된다. 단순 촬영에서는 심근이나 혈관벽, 혈액을 구별하기 어렵기 때문에 이를 자세히 구별하기 위해 조영 촬영을 실시한다.

조영 검사란, 조영제를 정맥에 주사해 촬영하는 방법을 말하며 혈관이나 병변을 보다 자세히 알아보기 위해 실시한다. 검사 전에는 요오드나 요오드 조영제에 대한 알레르기가 있는지, 복용 중인 약물이 있는지 확인한다. 특히, 조영 검사는 심장이나 대동맥의 병변을 확인할 때 필요한 검사로, 이 밖에도 기관지, 폐, 간, 신장과 같은 장기를 영상으로 명확히 진단하기 위해 이용하고 있다.

검사를 실시할 때 금속류는 모두 제거하자

CT 검사를 할 때 걸리는 시간은 촬영 부위나 조건에 따라 차이가 있지만, 대략 20~30분 정도가 소요된다. 그리고 촬영을 할 때는 안경, 귀걸이, 목걸이, 시계와 같은 금속류, 휴대폰을 반입할 수 없으며 임산부는 촬영이 금지돼 있다.

CT 검사는 침대에 누워 실시하는데, 이때 몸을 움직이면 영상이 흔들려 정확하게 진단하기 어렵기 때문에 촬영 부위를 움직이지 않도록 주의해야 한다.

 시험에 나오는 어구

정맥 주사
정맥 혈관 내에 약액을 직접 주입하는 주사법으로, 약액을 주입하면 온몸으로 순환하는 혈류와 섞여 약 1분 만에 동맥을 통해 온몸에 퍼지게 된다.

 키워드

단순 촬영
조영제를 사용하지 않는 뢴트겐 촬영을 말하며 단순 X선 검사라고도 한다.

조영제
영상 진단을 할 때 흑백 대비를 명확하게 나타내 특정 장기의 상태를 파악하기 쉽도록 투여하는 의약품을 말한다.

CT 검사 기기와 구조

X선을 360° 전방향으로 조사(照射)하면서 단면상을 만들어 신체 내부의 상태를 관찰할 수 있다.

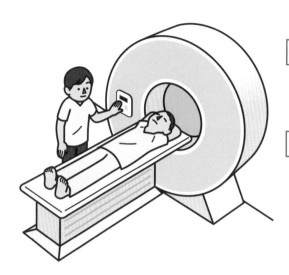

[**CT의 장점**]

몸속 장기들이 겹쳐 있어도 신체 내부를 확인할 수 있고 검사 시간도 짧다.

[**CT의 구조**]

피사체 주변을 360°로 돌면서 X선을 조사한 후 검출기로 신체를 투과한 X선량의 양을 검출한다. 그다음 컴퓨터를 이용해 영상으로 송출한다.

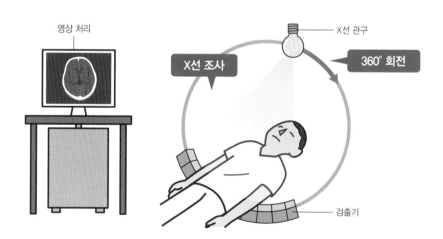

영상 처리

X선 관구

X선 조사

360° 회전

검출기

최근에 CT 기계에 여러 검출기를 배치한 후 동시에 여러 단면을 촬영하는 멀티 슬라이스 CT가 보급돼 혈관도 3차원적으로 재구성할 수 있게 됐다. 또한 촬영 시간도 짧아졌으며 검사 효율도 향상됐다.

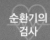

MRI

POINT

- 강력한 자기장을 발생시켜 몸속 수소 원자를 영상화하는 검사법을 말한다.
- 방사능에 노출되지 않고도 몸의 상태를 알 수 있다.
- 체내에 존재하는 금속 종류에 따라 생명이 위험할 수도 있다.

체내에 존재하는 수소 원자를 영상화한다

MRI란, Magnetic Resonance Imaging(磁氣共鳴映像撮影法)의 약어로, 강력한 자기장을 발생시켜 몸속에 어떤 주파수를 조사한 후 체내에 풍부한 수소 원자핵을 영상화하는 검사법이다.

MRI 장비는 CT 장비처럼 X선을 이용하지 않고 영상을 자석으로 촬영하기 때문에 방사능에 노출될 위험 없이 신체의 상태를 파악할 수 있다.

비교적 몸에 가해지는 부담이 적고 조영제 없이도 주요 혈관 영상을 찍을 수 있다.

체내에 존재하는 금속 때문에 생명이 위험할 수도 있다

MRI는 강한 자기장이 발생하기 때문에 경우에 따라 검사가 불가능한 경우도 있다. 몸에 걸친 금속들은 제거해야 하고 이미 몸속에 삽입된 심장 인공심박동기, 금속제 인공판막, 의안(義眼), 인공고막 등은 MRI 검사 시 생명에 지장이 생길 수도 있으므로 주의해야 한다.

보통 검사 시간은 30~40분 정도가 소요되며 검사 중에는 MRI 장치 속에 들어가 있기 때문에 좁은 공간에 있는 것 자체가 불편한 사람은 불안감이 커질 수 있고 심한 경우 패닉 상태에 빠질 수도 있다.

또한 조영할 때는 큰 소리가 나기 때문에 귀마개나 비자성 헤드폰을 착용할 수 있다. 그리고 몸이 움직이지 않도록 하기 위해 쿠션이나 베개를 사용해 통증이 발생하지 않도록 하고 편안한 자세를 취할 수 있도록 한다.

시험에 나오는 어구

인공판막
심장판막증 환자들에게 판막을 이식할 때 사용하는 의료 기기로, 심장판막을 대체하기 위해 이식한다.

키워드

의안
인공 안구를 말한다. 의안이 만들어진 초기에는 유리로 제작했지만, 지금은 플라스틱으로 제작하고 있다. 자기력을 이용해 다른 정상인의 눈처럼 자연스럽게 보이는 의안도 있다.

인공고막
청각장애를 갖고 있는 환자의 내이(內耳) 부분에 전극을 심어 청각이 좋아지도록 보조하는 장치를 말한다.

MRI의 구조

MRI는 CT 검사보다 상세한 정보를 알고 싶을 때 실시한다.

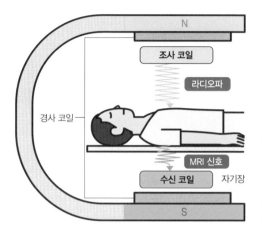

자기장을 발산하면 수소 원자핵이 일정한 방향으로 흐르게 되는데, 이때 전파를 쏘면 수소 원자핵 방향으로 향하게 된다. 그리고 이 상태에서 전파를 끊으면 수소 원자핵이 원래대로 돌아오게 된다. 이때 흐르는 자기장의 속도 차이로 종양성 질환이나 디스크와 같은 질환을 조사할 수 있다.

MRI 검사 시 주의사항

MRI를 검사하기 전에는 안전을 위해 몇 가지를 확인해야 한다. 특히 체내에 삽입된 금속은 생명에 지장을 줄 수도 있으므로 반드시 주의해야 한다.

검사실에 반입 할 수 없는 품목

- 손목시계
- 열쇠
- 벨트
- 스마트폰
- 라이터
- 안경
- 보청기
- 젤 네일
- 지갑
- 콘택트렌즈
- 틀니
- 자기 카드
- 액세서리류
- 마스카라
- 아이섀도
- 파스

검사를 받을 수 없는 사람

- 금속 재질로 된 인공판막을 이식받은 사람
- 체내에 인공 심박동기를 삽입한 사람
- 인공고막, 의안, 벗기 어려운 의치를 사용하는 사람
- 신경 자극 장치를 사용하는 사람

※ 최근에는 인공 심박동기를 삽입해도 MRI를 찍을 수 있는 경우가 있다.

검사를 받지 못할 가능성이 있는 사람

- 몸에 타투가 있는 사람
- 폐소 공포증을 앓고 있을 가능성이 있는 사람
- 임산부
- 임신 가능성이 있는 사람
- 수술로 금속제로 된 이식형 클립이나 다른 금속 재질이 체내에 삽입돼 있는 경우

초음파 검사(심장 초음파)

POINT
- 비침습적이고 방사능 노출이 없다.
- 실시간으로 환자의 상태를 파악할 수 있다.
- 검사의 목적에 따라 3가지 방법으로 나눠 사용할 수 있다.

비침습적 검사로 널리 사용되고 있다

초음파란, 사람의 귀에 들리지 않는 아주 높은 주파수를 가진 음파를 말하며, 신체의 일부를 조사(照射)해 반영된 파동을 영상화한 후 이를 통해 체내 구조를 알아보는 방식을 말한다. 초음파 검사는 프로브라고 하는 도구만 움직여도 관찰 방향을 간단하게 바꿀 수 있고 검사자의 몸에 가해지는 부담도 적을 뿐 아니라 방사능에 대한 걱정을 하지 않아도 되기 때문에 의료 분야에서 널리 사용되고 있다. 심장 초음파 검사(심초음파)는 심장판막과 혈관의 형태, 혈액의 흐름을 실시간으로 볼 수 있으며 혈관 내경과 혈관벽의 두께 등도 측정할 수 있기 때문에 심장 혈관계를 검사할 때 반드시 필요한 검사이다.

증상에 따라 3가지 방법으로 나눠 사용한다

심장 초음파 검사는 증상에 따라 단층(B 모드)법, M 모드, 도플러법으로 나눌 수 있다. 일반적으로 많이 사용하는 방법은 단층(B 모드)법으로, 주로 심장의 크기나 움직임, 판막 형태를 관찰할 때 이용한다.

M 모드는 시간의 흐름에 따른 심장의 움직임을 파악할 때나 심장벽의 두께를 측정할 때 이용한다.

마지막으로 도플러법은 심장 혈류의 패턴과 방향을 파악할 때 사용한다. 특히, 컬러 도플러법은 혈류 방향에 따라 표시되는 색이 달라지는데, 프로브가 몸에 닿았을 때 프로브 쪽으로 흐르는 혈액은 붉은색, 그 반대쪽으로 흐르는 혈액은 청색으로 표시된다. 역류나 협착이 발생하는 경우에는 녹색으로 표시된다.

 시험에 나오는 어구

혈관벽
혈관벽은 안쪽부터 내막, 중막, 외막으로 구성돼 있는데, 동맥과 정맥은 두께나 탄력 면에서 차이가 있으며, 특히 정맥은 동맥에 비해 혈관벽이 얇고 탄력이 떨어진다.

 키워드

단층(B 모드)법
초음파 영상이 부채꼴 모양으로 방출되며 심장을 2차원으로 포착할 수 있다. 또한 심장 내부의 형태와 움직임을 평가할 수 있으며 판막이나 심장벽의 움직임, 혈전, 종양, 심낭액의 저류를 파악할 수 있다.

M 모드법
시간의 흐름에 따른 심장의 변화를 관찰할 수 있는 초음파 방법으로, 벽의 두께나 심장 안쪽의 길이, 판막의 상세한 움직임을 알아보고자 할 때 이용한다.

도플러법
거리에 따른 구급차 사이렌 소리의 크기가 다르게 들리는 현상을 도플러 현상이라고 하는데, 이 원리를 응용한 것이 도플러 심장 초음파법이다. 적혈구에 반사시켰을 때 나타나는 도플러 효과를 초음파에 이용해 혈류의 속도 등을 측정한다.

심장 초음파 검사의 구조

신체를 초음파로 조사해 다시 되돌아 온 초음파를 영상화한다.

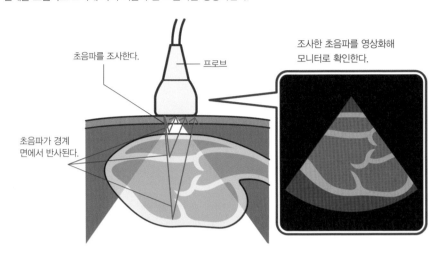

초음파를 조사한다.

프로브

초음파가 경계
면에서 반사된다.

조사한 초음파를 영상화해
모니터로 확인한다.

심장 초음파의 종류

검사 방법은 다음과 같다.

	방법	내용	적용부분
	단층(B 모드)법	심장판막이나 벽의 움직임을 실시간으로 파악할 수 있다.	심장판막증, 협심증, 심근경색 등
	M 모드법	시간 흐름에 따른 변화를 영상화한 초음파 방법이다.	심박출량, 박출률
도플러법	컬러 도플러법	혈류의 방향과 흐름을 컬러로 알기 쉽게 표시한 방법이다.	판막역류, 단락혈류(短絡血流)
	펄스 도플러법	이상 혈류의 속도를 측정하는 방법이다.	판막역류, 단락혈류, 내압 측정
	연속파 도플러법	이상 혈류의 속도를 측정하는 방법이다.	내압 측정
	조직 도플러법	심근벽의 운동 속도를 측정하는 방법이다.	심기능 평가

펄스 도플러법은 좌심실에 흐르는 혈액 속도를 통해 좌심실의 이완 기능을 확인할 수 있고 연속파 도플러는 컬러 도플러가 발견한 비정상적 혈류의 최대 속도를 측정할 수 있다. 이처럼 검사는 목적에 따라 잘 구분해 실시해야 한다.

흉부 X선 검사

POINT
- 일반적이면서도 간편한 영상 검사이다.
- 투과가 잘 되는 부분은 검은색, 잘되지 않는 부분은 흰색으로 나타난다.
- 신체를 전반적으로 파악하기 위해 실시하는 검사이다.

가장 빈번하게 이뤄지는 영상 검사

흉부 X선 검사는 폐와 심장 계통의 질환을 진단하기 위해 실행하는 영상 검사이다. 가장 기본적인 검사로, CT와 비교했을 때 **피폭량이 적기** 때문에 좀 더 빈번하게 검사하는 경향이 있다.

일반적으로는 정면을 촬영하지만, 필요에 따라 측면을 촬영하거나 비스듬(oblique position)하게 촬영하는 경우도 있다. 신체에 X선을 조사하면 X선이 여러 조직에 흡수되고 그 흡수량에 따라 흑백 농도가 변하면서 영상으로 출력되는 방식이다.

X선이 잘 투과되는 부분은 검은색, 투과되기 어려운 부분은 흰색으로 나타난다. 가장 잘 투과되는 요소는 공기이기 때문에 폐 속에 있는 공기는 검은색, 뼈나 석회화된 부분은 흰색으로 출력된다.

검사 부위의 형태와 전체적인 모습을 알아본다

순환기 내과에서 실시하는 검사로는 **심장의 크기, 대혈관의 주행, 폐동맥, 흉부** 상태를 확인할 수 있다. 우선 심장의 전체 모습을 살펴보기 위해 심장의 크기를 경시적으로 살펴볼 수 있는 **심흉곽비(CTR)** 로 심혈관 음영을 확대해 평가한다. 이때 이상이 발견되면 CT나 MRI 검사가 이뤄진다.

X선 검사를 금속류를 착용한 상태에서 실시하면 화상에 이것이 비쳐지기 때문에 모두 제거해야 한다. 자수에도 금속류를 사용했을 수 있으므로 주의해야 한다. 또한 임산부나 임신 가능성이 있는 경우에는 검사를 받을 수 없다.

키워드

심흉곽비
흉부 뢴트겐 촬영 영상에서 흉곽 너비가 가장 넓은 부분의 길이와 심장 너비의 길이의 비를 가리키며, 심흉비라고도 한다.

메모

피폭
피폭은 여러 가지로 나눌 수 있는데, 그중에서 의료 과정 중에 이뤄진 피폭을 '의료 피폭'이라고 한다. 진료를 할 때는 방사선을 사용하는 것이 거의 필수적이라고 할 수 있는데, 그 중에서도 주로 치료가 목적이며 암세포를 박멸시킬 수도 있을 정도로 환자에게 큰 장점이 있다. 반면, 환자가 피폭을 당하기 때문에 방사선 치료를 하기 전에는 의료 피폭에 대한 리스크를 충분히 설명해야 한다.

흉부 X선 검사의 흐름

검사 전에는 금속류를 모두 제거한 후 검사복으로 갈아입는다. 검사를 할 때는 몸을 검사 기계에 밀착시킨 후 숨을 참고 촬영한다. 검사하는 데 소요되는 시간은 약 5분 정도이다.

1. 검사복으로 갈아입는다

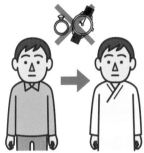

금속류를 모두 제거한 후 검사복으로 갈아입는다.

2. X선 장치 앞에 선다

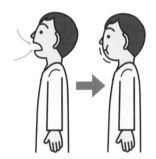

X선 장치 앞에 서서 기계에 몸을 밀착시킨다.

3. 숨을 들이쉬고 숨을 참는다

숨을 크게 들이쉬고 촬영하는 순간에 숨을 참는다.

4. 촬영한다

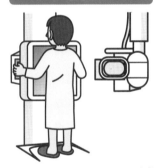

몸이 움직이지 않도록 주의하면서 촬영한다.

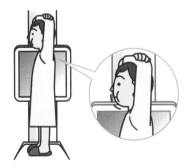

경우에 따라 측면을 촬영할 수도 있다. 이때는 팔을 올린 후 정면 촬영 때와 마찬가지로 숨을 참는다.

심장 카테터 검사

- 검사 방법은 조영 검사와 내압 측정 검사로 나뉜다.
- 심장 내부와 혈관 상태를 실시간으로 파악할 수 있다.
- 검사와 치료를 동시에 실시할 수 있다.

심장과 혈관의 상태를 정확하게 파악할 수 있다

심장 카테터 검사는 다리 관절과 팔목 부근의 동맥 또는 정맥에 얇고 부드러운 카테터를 삽입해 심장과 혈관 속의 상태를 알아보는 검사이다. 검사 방법은 조영 검사와 내압 측정 검사로 나뉜다.

조영 검사는 심실과 심방의 안쪽 그리고 관상동맥 내에 조영제를 주입해 X선을 촬영하면서 검사 부위를 선명하게 비치는 방법이다.

내압 측정 검사는 심장 각 부위의 내압과 심박출량을 측정하는 검사이다. 검사와 동시에 채혈도 실시해 심장 각 부위별 산소포화도를 측정할 수 있다.

이 검사로 혈관의 내압, 판막의 움직임, 관상동맥의 협착이나 폐쇄, 부정맥의 원인 등 심장 각 부위의 상태를 알 수 있다. 또한 협심증(p.104, p.106)과 심근경색(p.108), 폐색전증(pulmonary thromboembolism, p.172)과 같은 급성질환의 경우, 카테터 치료를 동시에 실시하는 경우도 있다. 다만, 심장 카테터 검사는 혈관에 상처가 생기는 등 침습성이 높기 때문에 중증 합병증이 생길 위험이 있다.

2가지 검사 방법

심장 카테터 검사는 우심 카테터(정맥) 검사와 좌심 카테터(동맥) 검사로 나뉜다.

우심 카테터 검사는 주로 심기능, 심부전과 같은 혈역학적 상태, 좌심 카테터 검사는 동맥에 카테터를 삽입해 관상동맥의 폐쇄와 협착 여부를 확인하기 위해 실시한다.

카테터

지름 2mm 정도의 좁은 관을 말하며, 소재는 나일론과 실리콘, 테플론 등이다. 길이는 수cm에서 2m까지 다양하고 용도와 목적에 맞춰 사용한다. 카테터 치료는 짧은 시간 안에 이뤄지는 경우가 많고 큰 상처나 통증이 없어서 환자에게도 부담이 적다. 입원해야 하는 기간과 치료 비용도 대폭 감소할 수 있다.

 메모

카테터 치료

위급 상황에 실시하는 치료로, PCI가 있다. PCI는 경피적관상동맥중재술(percutaneous coronary intervention)의 약어로, 카테터를 사용해 관상동맥이 협착된 부분에 디바이스를 보내 혈관을 확장시키는 치료를 말한다.

합병증

주요 합병증으로는 아나필락시스 쇼크, 미주신경반사, 부정맥, 심전도 변화, 동맥혈전·색전, 출혈성 합병증 등이 있다.

우심 카테터(정맥) 검사

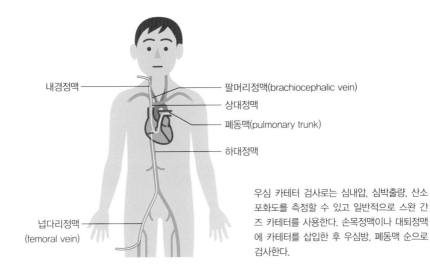

내경정맥

팔머리정맥(brachiocephalic vein)

상대정맥

폐동맥(pulmonary trunk)

하대정맥

넙다리정맥
(femoral vein)

우심 카테터 검사로는 심내압, 심박출량, 산소 포화도를 측정할 수 있고 일반적으로 스완 간즈 카테터를 사용한다. 손목정맥이나 대퇴정맥에 카테터를 삽입한 후 우심방, 폐동맥 순으로 검사한다.

좌심 카테터(동맥) 검사

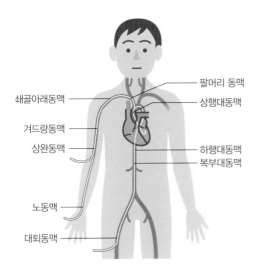

쇄골아래동맥

겨드랑동맥

상완동맥

노동맥

대퇴동맥

팔머리 동맥

상행대동맥

하행대동맥

복부대동맥

[**좌심 카테터 검사 순서**]

● **노동맥부터 시작하는 경우**

노동맥 → 상완동맥 → 겨드랑동맥 → 쇄골아래동맥 → 대동맥궁 → 상행대동 → 대동맥판막 순으로 진행한다.

● **대퇴동맥부터 시작하는 경우**

대퇴동맥 → 복부대동맥 → 하행대동 → 대동맥궁 → 상행대동맥 → 대동맥판막 순으로 진행한다.

좌심 카테터 검사는 관상동맥에 조영제를 주입해 대동맥압이나 좌심압 등의 혈역학적 상태, 관상동맥의 폐쇄나 협착 여부를 확인한다.

인공 심박동기란 무엇인가?

심장은 리듬감 있게 박동해 전기 신호를 만들어 낸다. 이 전기 자극을 규칙적인 신호로 방출하는 곳이 우심방에 위치한 동방결절이라는 곳이다.

동방결절에서 발생한 전기 신호는 좌우 심방에 전해지면서 방실결절, 좌·우각, 푸르키네 섬유를 거쳐 심실 전체에 전해지고 이로 인해 심실이 수축하게 되는데, 이와 같이 심장박동이 전기 신호에 따라 박동해 심장 전체에 전해지는 루트를 '자극전도계'라고 한다. 일반적으로 1분 동안 60~80회 정도의 전기 신호가 만들어지고 동방결절이 이상해지면 전기 신호가 심실에 전해지지 않거나 전기 신호 자체를 만들기 어려운 상태가 되는 등 맥박이 느려지는 서맥성 부정맥이 발생한다.

서맥성 부정맥은 건강한 사람이라도 나타날 수 있고 필요한 만큼 심박출량이 나오지 않으면 숨을 계속 헐떡이는 증상이 나타나는 경우도 있다. 또 어떤 경우에는 생명이 위험한 빈맥성 부정맥을 일으키는 경우도 있기 때문에 이상한 전기 신호를 보정하거나 조율하기 위해 인공 심박동기를 삽입한다.

인공 심박동기는 발진기 본체와 가는 바늘 전극으로 이뤄져 있다. 바늘 전극 앞부분을 심장에 부착하면 동방결절의 열할을 담당하는 발신기에서 일정한 리듬으로 심장에 전기 자극이 전달되고 전기 신호가 심장으로 전달되면서 심장이 뛰는 구조이다.

다만, 인공 심박동기는 전력을 사용하기 때문에 배터리를 교환해야 한다. 종류와 증상에 따라 차이가 있지만, 인공 심박동기 전지의 생명은 대략 5~10년 정도이다. 인공 심박동기를 달아도 일상생활에는 큰 지장이 없지만, MRI 검사나 저주파 치료기를 사용할 수 없는 경우가 있다(최근에는 MRI 검사가 가능한 경우도 있다). 또한 인공 심박동기는 정기적으로 검사를 받아 잘 움직이고 있는지 확인할 필요도 있다.

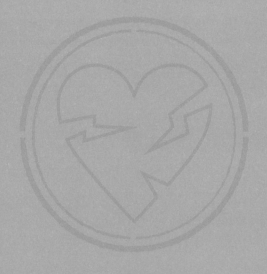

6장

—

심장의 질환

허혈성 심질환

POINT
- 관상동맥이 좁아지거나 막히면서 발생하는 질환이다.
- 주요 원인은 동맥경화이다.
- 협심증, 심근경색과 같은 질병을 총칭한다.

관상동맥의 혈류가 원활하지 못한 상태

심장은 대부분 근육으로 이뤄져 있으며 끊임없이 움직인다. 그리고 심장이 계속 움직이는 데 필요한 산소와 영양분은 심장을 둘러싼 혈관인 관상동맥을 통해 전달받는다. 관상동맥 혈류량은 **심박출량의 5%**라고 한다. 하지만 어떤 원인으로 인해 관상동맥이 좁아지거나 막히면 혈액이 심장 근육 내로 전달되기 어려워지는데, 이를 **허혈성 심질환**이라고 한다.

허혈성 심질환은 **협심증**(p.104, p.106), **심근경색**(p.108)이라 불리는 질병들을 총칭하는 표현으로, 여기서 허혈은 조직에 필요한 혈액이 부족한 상태를 말한다. 협심증은 관상동맥이 좁아지거나 혈액이 원활하게 흐르지 못하는 상태, 심근경색은 관상동맥이 완전히 막혀 혈액이 흐르지 못하는 상태를 말한다.

동맥경화로 인한 플라크가 축적돼 발생하는 질환

허혈성 심질환의 원인은 **동맥경화**와 깊은 연관이 있다. 동맥경화가 발생하는 원인으로는 **음주**나 **운동 부족**과 같은 생활습관, **고혈압**(p.174), **당뇨병, 이상지질혈증, 스트레스** 등이 있다.

이러한 습관이나 질병으로 인해 관상동맥 내에는 **플라크**라는 덩어리가 생기기 쉬운 환경이 된다. 그리고 혈관은 점차 탄력성과 유연성을 잃어버려 혈관벽이 쉽게 손상되고 핏덩어리가 생기기도 하며 플라크가 축적되면서 협심증이나 심근경색을 일으키게 된다.

시험에 나오는 어구

플라크
동맥경화소 내막에 쌓인 반성 비후성 병변을 말하며 일종의 지방 덩어리를 가리킨다.
플라크가 형성되는 과정에는 몇 가지 단계가 있는데 ① 혈관 내의 근육이 섬유화되면서 섬유성 피막을 형성하고 ② 섬유성 피막 밑으로 지질이 쌓이게 된다. ③ 쌓인 지질 중 일부가 석회화되거나 덩어리로 변하게 되고 ④ 섬유성 피막이 얇고 찢어지기 쉬운 상태로 변한다.

키워드

이상지질혈증
혈액 속에 포함된 일정 기준보다 많거나 적은 상태를 말한다. 이상지질혈증으로 판단할 때 기준이 되는 지질로는 LDL 콜레스테롤, HDL 콜레스테롤, 트리글리세라이드, Non-HDL 콜레스테롤이 있다.

메모

죽종(atheroma)
혈관 내에 쌓인 죽(粥) 같이 걸쭉한 병변을 말한다. 아테롬이 융기한 것을 플라크라고 한다. 죽종이 융기하면 플라크가 된다.

허혈성 심질환

관상동맥이 폐쇄되거나 협착을 일으키면서 혈류가 저하되고 허혈성 심질환을 일으키게 된다.

협심증의 경우

고혈압, 당뇨병, 이상지질혈증과 같은 질병으로 인해 동맥경화가 진행된다.

↓

혈관 플라크가 쌓여 혈관 안쪽이 좁아진다.

↓

혈액이 원활하게 흐르지 못한다.

심근경색의 경우

혈압이 상승하는 경우와 같이 다른 요소가 합쳐지면서 플라크가 파열된다.

↓

혈전이 생긴다.

※ 플라크가 파열되지 않는 심근경색도 있다.

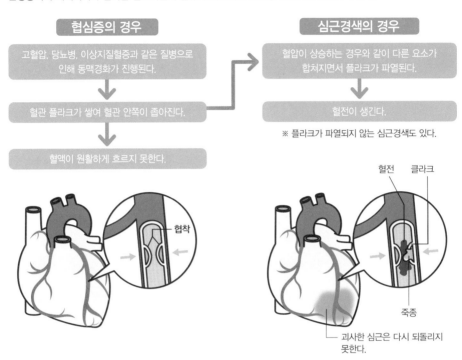

협착

혈전   클라크

죽종

괴사한 심근은 다시 되돌리지 못한다.

허혈성 심질환의 위험 인자

허혈성 심질환의 주요 원인은 동맥경화라고 알려져 있다. 또한 허혈성 심질환의 위험 인자를 관상동맥 질환 위험 인자라고도 하며 컨트롤이 가능한 위험 인자의 관리가 잘 이뤄지지 않으면 발작을 일으키기 쉽다.

높음 ↑ 중요도 ↓ 낮음

위험 인자	어떠한 상태를 가리키는가?
이상지질혈증	혈중 LDL 콜레스테롤, 트리글리세라이드, Non-HDL 콜레스테롤이 기준치보다 높은 상태
당뇨병	인슐린 분비가 충분하지 못하며 혈중 포도당(혈당)이 늘어난 상태
고혈압	수축기 혈압이 140mmHg 이상 또는 이완기 혈압이 90mmHg 이상인 상태
흡연	흡연이 일상화된 상태
고령	남성 45세 이상, 여성 55세 이상
남성	남성은 여성보다 동맥경화를 일으키기 쉽다.
유전	가족 중에 관상동맥질환에 걸렸던 이력이 있으면 허혈성 심질환에 걸리기 쉽다.
비만	BMI가 25 이상이면서 허리둘레가 85cm 이상(남성), 90cm 이상(여성)

동맥경화

POINT

- 혈관의 탄력성과 유연성을 잃어버린 상태이다.
- 어느 정도 진행되기 전까지 무증상인 경우가 많다.
- 생활습관을 개선하는 것만으로도 예방할 수 있다.

동맥경화가 진행되면 여러 가지 장애가 발생한다

동맥경화는 말 그대로 동맥이 딱딱해진 상태를 의미하는데, 동맥벽의 탄력성과 유연성이 줄어들면서 동맥내강이 좁아지거나 약해진다.

동맥 혈관은 안쪽부터 내막, 중막, 외막으로 이뤄져 있다. 특히, 혈액과 가장 맞닿아 있는 내막은 1개의 **혈관 내피세포**로 덮여 있는데, 이 내피세포는 필요한 성분을 흡수해 혈액이 달라붙지 않도록 하는 작용을 한다. 하지만 고혈압(p.174)이나 **이상지질혈증**, **당뇨병**과 같은 질환으로 인해 혈관 내피세포가 손상되면 손상된 부분에 지질이나 칼슘이 침착되면서 동맥 내강이 두꺼워지고 결국 혈류가 나빠진다.

동맥경화가 진행되면 혈관은 유연성을 잃게 된다. 그리고 혈압은 더 높아지고 혈관은 혈류를 견디지 못해 파열되거나, 혈전을 만들거나, 좁아진 혈관에 혈전이 돌아다니는 등 여러 가지 증상이 나타나게 된다.

위험 인자를 제거하자

동맥경화는 거의 대부분 무증상인 상태로 진행된다. 어느날 갑자기 심근경색이나 뇌경색을 일으키는 원인이 되는 등 생명을 위협하는 경우가 많다. 동맥경화의 위험 인자로는 **이상지질혈증**을 비롯해 **흡연**이나 **운동 부족**, **비만**, **스트레스**와 같은 **생활습관**이 있다. 또한 **고령**, **성별**, **가족력** 등도 포함된다. 동맥경화를 예방하기 위해서는 우선 생활습관을 개선해 위험 인자를 제거하는 노력이 중요하다.

 시험에 나오는 어구

혈관 내피 세포
혈관의 가장 안쪽에 위치한 세포를 말하며, 혈관의 건강 상태를 유지시키는 역할을 한다.

 메모

동맥경화의 종류
병리학적 측면에서 보면 죽상경화(죽상동맥경화, atherosclerosis), 세동맥경화, 묀케베르그 동맥경화(Mönckeberg arterio-sclerosis)로 분류할 수 있다. 고령으로 인해 생긴 동맥경화는 혈관벽에 탄성섬유가 감소하거나 교원섬유(콜라겐)가 증가하면서 혈관이 딱딱해지거나 변성된 상태를 말한다.

동맥경화는 어떻게 생기나?

허혈성 심질환의 주요 원인이기도 한 동맥경화는 동맥벽이 두꺼워지거나 두꺼워진 상태를 말한다.

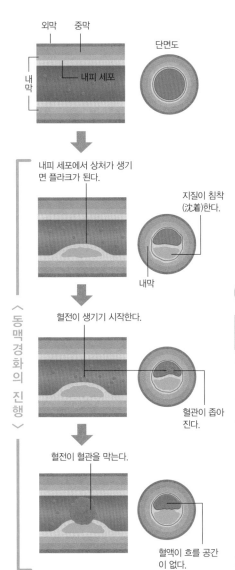

외막　중막

단면도

내피 세포

내막

〈 동맥경화의 진행 〉

내피 세포에서 상처가 생기면 플라크가 된다.

지질이 침착(沈着)한다.

내막

혈전이 생기기 시작한다.

혈관이 좁아진다.

혈전이 혈관을 막는다.

혈액이 흐를 공간이 없다.

동맥경화의 위험 인자

높음 → 중요도 → 낮음

위험 인자
이상지질혈증
당뇨병
고혈압
흡연
노화
남성
유전
비만

자주 발생하는 부위

장소	협착·폐쇄가 원인	혈관벽이 취약한 것이 원인
뇌실질 내의 세동맥	열공성 뇌경색 (lacunar infarction)	뇌출혈
뇌저동맥	뇌경색, 일과성대뇌허혈 발작(TIA)	–
척추동맥 (vertebral artery)		–
목동맥		–
관상동맥	허혈성 심질환	–
흉부·복부 대동맥	–	대동맥류, 대동맥 박리
신장실질(renal parenchyma) 내 세동맥	신장경화증	–
신장동맥	신장혈관성 고혈압	–
장골~대퇴동맥	폐쇄성 동맥경화	–

운동 협심증

- 동맥경화로 인한 관상동맥이 협착돼 발생한다.
- 운동할 때 발생하는 일과성 심근 허혈 상태를 말한다.
- 증상이 나타나더라도 질산염제제를 복용하면 증상이 사라진다.

산소 수요량에 비해 산소 공급이 원활하지 못한 상태

운동 협심증(effort angina)은 심장에 영양분을 공급하는 관상동맥에 협착이 생기면서 혈액을 일시적으로 운반하기 어려운 허혈 상태에 이르는 질병이다. 협착은 주로 동맥경화 때문에 관상동맥이 서서히 좁아지면서 혈액량을 충분히 확보하기 어려워져 발생한다.

특히 운동을 할 때는 심장의 움직임이 활발해지기 때문에 안정을 취할 때보다 더 많은 산소가 필요하다. 하지만 관상동맥이 협착되면 산소가 원활히 운반되지 못하여 흉통 증상이 발생한다. 신체적인 증상, 즉 계단이나 경사진 길을 올라갈 때, 업무를 수행하기 위해 움직이는 행동이 원인으로 작용해 허혈 상태로 발전한다.

전흉부를 옥죄는 듯한 느낌과 압박감, 가슴이 꽉 막힌 느낌과 같이 어떤 위치에 명확한 통증이 없다가 갑자기 통증이 주요 증상으로 나타난다. 가끔은 왼쪽 어깨와 상복부에 이르기까지 많은 부위에서 통증을 느끼는 경우도 있다. 이러한 증상은 3~5분 정도 지속되는데, 질산염제제를 복용하면 증상이 빠르게 사라진다.

허혈 상태에서 실시한 검사로 변화를 관찰한다

운동 협심증은 운동할 때 심장의 산소가 부족해 발작이 생기기 때문에 안정을 취할 때는 관상동맥에 협착이 생겼더라도 필요한 혈액량은 공급하고 있을 수 있다. 운동을 하면서 심장에 산소가 더 많이 필요하게 만들어 허혈 상태에 빠지게 한 후 운동할 때 생기는 변화를 보면서 검사하는 운동 부하 검사(exercise test)를 실시한다.

질산염제제
혈관 확장제의 일종으로, 질산성분을 체내에 주입해 혈관벽 등의 세포에서 작용하는 일산화질소를 생성한 다음, 온몸에 퍼져 있는 혈관을 확장시키거나 심장으로 산소를 보내는 혈관을 확장시켜 심장의 부담을 줄이는 역할을 한다. 협심증 예방과 치료를 목적으로 쓰이는 약제이다.

운동 부하 검사
운동 전후나 운동 중의 심전도, 심장 상태를 알아보는 검사이다.

운동 협심증의 증상

운동을 할 때 일과성 허혈 상태가 일어나 흉통이 발생한다.

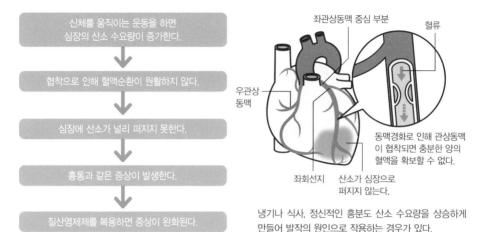

신체를 움직이는 운동을 하면
심장의 산소 수요량이 증가한다.

협착으로 인해 혈액순환이 원활하지 않다.

심장에 산소가 널리 퍼지지 못한다.

흉통과 같은 증상이 발생한다.

질산염제제를 복용하면 증상이 완화된다.

좌관상동맥 중심 부분

혈류

우관상
동맥

동맥경화로 인해 관상동맥
이 협착되면 충분한 양의
혈액을 확보할 수 없다.

좌회선지   산소가 심장으로
퍼지지 않는다.

냉기나 식사, 정신적인 흥분도 산소 수요량을 상승하게
만들어 발작의 원인으로 작용하는 경우가 있다.

운동 부하 검사

운동을 해서 심장을 일부러 허혈 상태로 만든 후 심전도의 변화를 관찰한다.

	트레드밀	에르고미터	Master 2단계 시험
운동 방법	러닝머신의 속도나 경사가 변하는 벨트 위에서 걷거나 뛴다.	페달의 무게가 변하는 자전거를 탄다.	2단짜리 계단을 오르내린다.
확인하는 것	검사 전, 후와 검사 중일 때의 심전도를 기록한다.		검사 전후의 심전도를 기록한다.
양성 판정 기준	부하가 걸렸을 때 수평형 또는 하강형의 ST 하강이 0.1mV 이상일 경우		

주의: 불안정 협심증이나 급성 심근경색이 의심되는 경우, 급성 부정맥, 대동맥판막협착증, 중증 심부전 환자에게는 실시하지 않는다.

혈관 연축성 협심증

 POINT
- 혈관이 일시적으로 경련을 일으킨 상태이다.
- 관상동맥 연축의 원인을 피해 협심증을 예방한다.
- 밤부터 이른 아침까지에 과도한 음주나 특별한 자극이 있을 때 발생하기 쉽다.

혈관이 일시적으로 경련을 일으킬 때 나타난다

혈관 연축성 협심증(vasospastic angina)은 혈관이 일시적으로 경련을 일으켜 혈관의 내강이 좁아지면서 **협심 증상**이 나타나는 질병을 말한다. 관상동맥이 연축하는 원인은 명확하게 밝혀지지 않았지만, **경도의 동맥경화나 염증**과 같이 혈관벽에 장애가 생기거나 **혈관 근육이 과하게 수축**하는 경우로 보인다.

발작을 유발해 검사한다

혈관 연축성 협심증은 **밤부터 이른 아침에 과도한 음주나 특별한 자극**이 있을 때 발생하기 쉬운데, **전흉부를 옥죄는 느낌**이 들거나 **압박감**이 들 수 있다. 증상이 나타나는 시간은 단 몇 분 정도의 짧은 시간에서 약 15분 정도로, 음주를 했거나 이른 아침에 운동을 하면 발생할 수 있다.

그래서 증상이 나타나지 않는 안정 시에는 심전도를 해도 대부분 진단할 수 없다. 만약, 혈관 연축성 협심증이 의심된다면 **홀터 검사**(p.86)를 해서 반응을 살펴보자. 24시간 동안 관찰하다가 발작을 일으키면 **ST 상승** 또는 **ST 하강** 곡선이 나타난다.

이 밖에 심장 카테터로 **관상 연축성 약물 유발 시험**을 실시해 관상동맥 연축 발작을 유발시키는 방법도 있다. 이 유발 검사를 실시할 때 관상동맥이 고도의 연축을 여러 번 일으킨다면 생명과 직관된 부정맥이 발생할 가능성도 있다고 본다. 약물 치료에서 발작 시 복용하는 질산염 제제나 증상 빈도가 많으면 **Ca 길항제**를 투여한다.

 시험에 나오는 어구

협심 증상
협심증 증상을 말하며, 주로 가슴 통증이나 가슴을 옥죄는 듯한 압박감, 중압감 등이 나타난다. 때로는 등, 윗배에서도 나타난다.

Ca 길항제
혈관을 넓히는 작용을 하기 때문에 협심증 증상 완화, 예방 그리고 고혈압 치료제로 쓰이고 있다.

 키워드

ST 상승, ST 하강
심전도에서 보통 S파는 기준선보다 아래에 있고 T파는 위에 있다. ST 상승은 S파와 T파가 함께 기준보다 올라가 있고 ST 하강에서는 ST 부분이 기준보다 내려가 있다.

 메모

한랭 자극
혈관 연축성 협심증은 추울 때 발작이 많이 일어나고 따듯하면 발작이 줄어드는 환자들이 많다. 그래서 추우면 혈관에 경련이 일어나기 쉬울 것으로 예상하는 경우가 많다.

혈관 연축성 협심증의 기전

관상동맥의 연축으로 발생하는 협심증은 밤부터 이른 아침에 일어나는 경우가 많다.

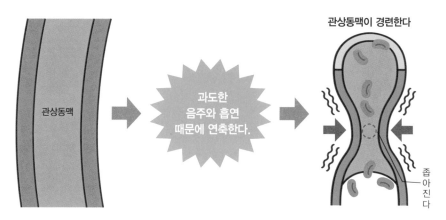

ST 상승과 ST 하강

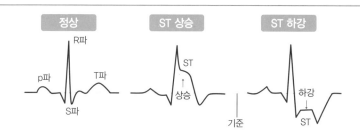

혈관 연축성 협심증은 심전도상에서 ST 상승과 ST 하강이 보일 때가 있다. ST 상승에 서는 ST 부분이 기준선보다 위로 나타나고 ST 하강은 아래로 나타난다.

COLUMN **혈관 연축성 협심증의 발증(發症)은 인종, 성별마다 다르다?**

혈관 연축성 협십증의 원인은 명확하게 밝혀지진 않았지만, 흡연, 한랭, 음주 등을 들 수 있다. 또한 보통은 증상이 자연적으로 개선되지만, 돌연사와의 관련성도 무시할 수 없다. 발생 연령은 40~50대로, 비교적 젊고 흡연하는 남성이 많다고 한다.

혈관 연축성 협심증은 서양인과 비교했을 때 동양인이 더 잘 걸리는 질환으로 알려져 있는데, 요 즈음은 서양인들도 증가 추세를 보이고 있다고 한다. 동양인들은 밤부터 이른 아침까지 발작이 나 타나는 것에 비해 서양인은 특정 시간대가 아닌 수시로 발작이 일어난다는 연구 보고가 있다. 더욱 이 여성들은 폐경 후에 관상동맥 미세혈관의 연축이 자주 일어난다고 한다.

급성 관상동맥 증후군 (심근경색·불안정 협심증)

POINT

- 관상동맥의 혈류가 완전히 중단되어 심근이 괴사하는 상태를 말한다.
- 증상은 갑작스럽게 격렬한 통증이 발생한다.
- 세포 괴사가 발생하기 때문에 혈류를 신속하게 회복시켜야 한다.

심근괴사가 발생하므로 생명과 직결된다

심근경색은 관상동맥의 혈류가 완전히 중단되면서 산소가 부족해져 **심근이 괴사**하는 질병을 말한다. 관상동맥은 심장에 혈액과 산소를 공급하는데, 동맥경화에 걸리면 혈관이 딱딱해지면서 **콜레스테롤**, 칼슘 등으로 이뤄진 **플라크**가 형성된다. 이 플라크가 축적되면 걸쭉한 죽상으로 변하고 얇은 막으로 덮여 있기 때문에 불안정해지고 벗겨지기 쉬워진다. 어떠한 자극으로 인해 플라크에 상처가 생기면 그 플라크가 파열되면서 파열된 부분에 **혈소판**이 모이고 덩어리진 **혈액**(**혈전**)이 만들어지는데, 이 혈전으로 인해 혈관 내의 혈류가 완전히 폐쇄되면서 심근경색이 발생한다.

20분 이상 지속되는 흉통에 주의하자

심근경색은 갑자기 발생하고 **극심한 통증**을 동반한다. 이때 흉통으로 인한 **발한**이나 **오심**, **구토**, **호흡 곤란**과 같은 증상이 나타난다. 또한 통증은 흉부만이 아니라 **턱**, **왼쪽 어깨** 그리고 **팔 안쪽**까지 나타나는 경우도 있다(**방사통**). 심근경색 환자 중에는 며칠 전 또는 몇 주 전에 협심증 발작이나 흉부가 불편했던 경우도 상당하다. 안정을 취할 때 이러한 증상이 20분 이상 지속된다면 심근경색일 가능성이 높다.

심근경색은 발작과 함께 세포 괴사가 시작되기 때문에 심근경색 환자는 바로 혈류를 개선시켜야 한다. 세포가 괴사되기 시작하면 그 전 상태로는 돌아갈 수 없다. 발병된 지 한달이 넘은 심근경색은 진구성 심근경색증이라고도 한다.

괴사
혈류가 정체되거나 산소, 영양분이 부족해 신체 조직의 일부가 죽은 상태를 말한다.

콜레스테롤
지질의 일종으로, 혈액 속에만 있는 것이 아니라 뇌나 내장과 같은 부위에도 존재한다. 온몸의 세포막을 구성하는 성분이다.

혈소판
혈액 속에 포함된 세포 성분으로, 혈관이 파열되면 출혈이 발생하는데, 혈소판은 파괴된 상처 구멍에 모여 혈액이 흐르지 않도록 막아 준다.

메모

오심
상복부의 불쾌감이나 구역질을 말한다.

방사통
질병의 원인이 되는 부위와는 다른 부위에서 통증이 나타나는 것을 말한다.

심근경색의 상태

심근경색이란, 관상동맥 혈관이 막히면서 혈류가 중단되어 심근이 괴사하는 상태를 말한다.

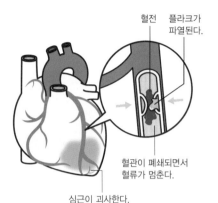

혈전
플라크가 파열된다.

혈관이 폐쇄되면서 혈류가 멈춘다.

심근이 괴사한다.

심근경색의 증상

식은땀을 흘리면서 괴로운 표정을 짓는 경우	통증으로 인해 정신적으로 긴장하면서 식은땀이 흐른다.
방사통	상완, 왼쪽 어깨, 턱에 통증이 나타난다.
20분 이상 지속되는 흉통	앞가슴이 조이는 듯하거나 타는 듯한 통증이 나타난다. 질산염제제도 효과가 없다.
오심·구토	심장에 있는 미주신경이 간접적으로 구토 중추를 자극한다.
호흡 곤란	좌심부전으로 인한 폐울혈 때문에 발생한다.

심근경색과 협심증의 차이

심근경색

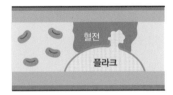

혈전

플라크

협심증

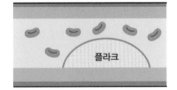

플라크

증상

관상동맥이 혈전 때문에 막혀 혈류가 완전히 끊어진 상태를 말하며 혈액이 흐르지 않기 때문에 심장의 허혈 상태가 길게 지속되고 심근이 괴사한다.

발작 증세

신체 움직임과 관계없이 발작이 생기며 30분 이상 지속된다.

증상

관상동맥이 플라크로 인해 좁아지면서 혈액이 흐르기 어렵게 된 상태를 말한다.

발작 증세

신체를 움직였을 때나 안정을 취했을 때, 단시간(약 수분 정도) 발작이 일어난다.

협심증은 일시적인 심근 허혈 상태인데 반해, 심근경색은 혈관이 완전히 막혀 심근 허혈이 지속되고 결국 심근 괴사가 일어나는 상태를 가리킨다. 양쪽 모두 원인은 동맥경화이지만 협착, 폐쇄, 허혈의 상태로 어느 질병인지를 판단할 수 있다.

심부전

- 심장의 펌프 기능이 감소하는 상태이다.
- 급성 심부전과 만성 심부전으로 나눌 수 있다.
- 고령이 될수록 심부전이 증가하는 경향이 있다.

심장 기능이 감소하면서 다른 증상이 나타난다

심부전은 병명이 아니라 심장에서 생긴 여러 질병으로 인해 심장의 기능이 나빠진 상태를 말한다. 주요 원인은 협심증, 심근경색과 같은 허혈성 심질환(p.100), 심장판막증(p.138), 심근병증(p.152), 고혈압 등이 있다.

심부전 상태가 되면 혈액을 전신으로 순환시키는 펌프 기능이 나빠지면서 정체 현상이 일어난다. 그렇기 때문에 심장은 충분한 양의 혈액을 내보낼 수 없는 상태에 빠지게 된다. 증상에 따라 다를 수 있지만, 주요 증상은 호흡 곤란, 숨가쁨, 피로감, 의식 저하, 부종이다.

급성과 만성 2가지 종류로 나뉜다

심부전은 급성 심부전과 만성 심부전으로 나뉜다. 급성 심부전은 심장의 펌프 기능이 급격히 저하되면서 발생하고 중증으로 이어지면 생명이 위험할 수도 있다. 반면, 만성 심부전은 심장의 펌프 기능이 서서히 악화되고 가슴 두근거림이나 숨가쁨과 같은 증상이 나타나는 경우도 있다.

점점 고령 사회로 변하면서 고령의 심부전 환자가 증가하고 있다. 나이가 들면서 심장 근육이 딱딱해지고 탄력이 줄어들기 때문에 혈액을 좌심방에서 좌심실로 보내기 어려워지는데, 그 결과 대동맥에서 흘러나온 혈액량(심박출량)이 줄어들어 폐에 혈액이 정체되면서 울혈이 발생한다. 심부전이 되는 질병의 가장 큰 원인은 고혈압이다. 혈압이 높은 상태는 심장에 대한 부담이 커지는 것이므로 심부전 위험도 높아진다.

부종
어떠한 원인으로 세포 사이의 수분이 필요 이상으로 증가하고 그 수분을 밖으로 배설하지 못한 채 체내에 쌓아 둔 상태를 말한다(p.52).

심계항진(가슴 두근거림)
심장박동을 스스로 자각하고 있는 상태를 말하는데, 가슴이 두근두근 뛰거나 심장의 강한 박동을 느끼는 등 이를 느끼는 방법은 사람마다 다르다.

 키워드

의식 장애
어떠한 원인으로 의식의 청명하지 못한 상태를 말한다.

 메모

심부전의 종류
진행 속도에 따라 급성 심부전과 만성 심부전으로 나뉜다. 심장 기능의 저하에 따라 수축 부전과 이완 부전, 신체 소견에 따라 좌심부전과 우심부전으로 나눌 수 있다. 심부전은 대부분 심박출량 저하 증상이 나타나는데, 심박출량이 증가하면서 발생하는 고박출 심부전도 있다.

심부전이란 무엇인가?

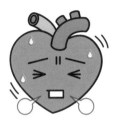

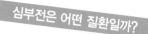
심부전은 어떤 질환일까?

심부전이란?
여러 요인으로 인해 심장의 기능이 나빠지는 상태를 말하며 특정한 질환이 아니라 일종의 임상 증후군이다.

원인
- 협심증
- 심근경색
- 허혈성 심질환
- 심장판막증
- 심근병증
- 고혈압 등

증상
- 호흡 곤란
- 숨가쁨
- 피로감
- 의식 저하
- 부종 등

심부전의 분류

진행 속도	심장 기능	증상·소견
● 급성 심부전 ● 만성 심부전	● 수축 부전 ● 이완 부전	● 좌심부전 ● 우심부전

심부전은 진행 속도로 봤을 때, 심기능 측면에서 봤을 때, 증상과 신체 소견으로 봤을 때 분류할 수 있다. 심부전은 심박출량이 줄어드는 경우가 대부분이지만, 심박출량이 증가해 발생하는 고박출 심부전도 있다.

심부전의 약물 치료

[**목적별로 사용하는 약물**]

증상 개선	이뇨제, 질산염제제
증상 악화를 방지하고 남은 생명을 연장시키는 약물	ACE 억제제, 베타 차단제, 알도스테론 길항제, ARB, ARNI, SGLT2 억제제

[**증상별로 사용하는 약물**]

혈압 상승 호르몬을 억제	ACE 억제제, 알도스테론 길항제, ARB
수분을 배출해 부종과 답답함을 없애는 약물	이뇨제
심장 펌프 작용을 강하게 만드는 약물	강심제
혈압을 내려 주고 맥박을 느리게 하는 약물	베타 차단제

증상에 따라 작용하는 약물이 달라 여러 약물을 합치는 경우도 있다. 완치는 할 수 없지만, 적절한 치료를 지속하면 심기능을 개선시킬 수 있다.

급성 심부전

POINT
- 심장 기능이 급격히 떨어지는 증세이다.
- 만성 심부전이었다가 급성으로 악화돼 발병한다.
- 갑자기 심기능이 나빠져 심정지 상태가 발생할 가능성도 있다.

심장 기능이 급격히 나빠진다

급성 심부전이란, 심장의 펌프 기능이 급격히 나빠져 혈액순환이 원활하지 않거나 혈액이 정체돼 각 신체 기관과 몸 구석구석까지 혈액을 보낼 수 없는 상태를 말한다.

급성 심부전 환자 중에는 만성 심부전이었는데 **증상이 갑자기 악화**되는 경우도 있다. 대부분의 원인은 심근경색과 같은 **허혈성 심질환**(p.100)으로, 심장이 움직이는 데 필요한 산소와 영양소를 공급받지 못하면서 심근의 일부분에 산소가 부족해지는 현상이 원인으로 꼽히는 경우도 있다. 이처럼 만성 심부전에서 급격히 악화된 경우, 주요 원인은 **고혈압, 심장판막증, 부정맥, 감염증**과 같은 질환이다.

중증으로 이어지면 심정지가 발생할 수 있다

급성 심부전의 증상으로는 **호흡 곤란, 기침, 흉부의 통증과 압박감, 맥박 증가, 객혈, 오한, 부종** 등이 있다. 또한 산소가 심장에 충분이 공급되지 못하는 상태는 결국 **저산소혈증**을 발생시켜 **청색증과 호흡 곤란** 등이 일어나게 한다. 이렇게 갑작스러운 심기능 저하로 혈압이 떨어지고 쇼크 상태와 의식 장애가 나타나면 **심정지**가 발생할 가능성도 있다.

심부전은 질병의 명칭이 아니라 심기능이 떨어진 결과를 말한다. 심부전이 된 원인을 명확하게 밝혀 그 질병을 치료하는 것이 중요하다.

 시험에 나오는 어구

저산소혈증
동맥혈의 산소가 부족한 상태를 말하며 산소를 흡수하기 위한 호흡, 산소를 운반하기 위한 혈액, 혈액순환을 위한 펌프 기능들 중 어느 하나에 이상이 생긴 상태를 가리킨다.

 키워드

급성 악화
증상이 급격히 악화되는 것을 말한다.

급성 증상
증상이 급성인 상태를 말하며 질병이나 상처로 인해 병세가 갑자기 나타난 것을 의미한다.

 메모

치료 방법
급성 심부전은 호흡 및 혈역학적 상태를 급격히 안정시켜 증세를 개선시킬 필요가 있다. 급성 심근경색이 원인이라면 재관류치료, 심장눌림증(cardiac tamponade)이 원인이라면 심막천자, 서맥성 부정맥이 원인이라면 일시적인 조율, 급성 대동맥 해리가 원인이라면 외과적 수술을 실시한다.

급성 심부전에 유용한 분류

killip 분류

Ⅰ도	심부전의 징조와 자각 증상이 없다.
Ⅱ도	경~중증 심부전(폐수포음이 들리는 정도: 전체 폐 잡음의 50% 미만): 경중도의 호흡 곤란을 호소한다.
Ⅲ도	중증 심부전(폐수포음이 들리는 정도: 전체 폐 잡음의 50% 이상): 고도의 호흡 곤란을 호소하며 대부분 천식 증상이 있다.
Ⅳ도	심인성 쇼크(청색증과 의식 장애)가 있다. 혈압은 90mmHg 미만으로 사지가 차갑고 소변 감소증이 있다.

울혈 소견에 따라 증상의 중증도를 분류한 것으로, 청진 소견 후 짧은 시간 내에 평가할 수 있다. killip 분류는 만성 심부전을 분류할 때도 유용하다.

Nohria-Stevevson 분류

	울혈 소견 유무	
말초 순환 부전 소견 유무 없음	A형 dry-warm	B형 wet-warm
있음	L형 dry-cold	C형 wet-cold
	없음	있음

말초 순환 부전의 소견
- 낮은 맥압
- 사진의 냉감
- 경면 상태
- 저나트륨혈증
- 신장 기능 악화

울혈 소견
- 기좌호흡(起坐呼吸)
- 목정맥압의 상승
- 부종
- 복수
- 간경정맥 역류 현상

급성 심부전의 중증도 평가 항목 중 하나로, 만성 심부전을 평가할 때도 유용하게 쓰인다.

Forrester 분류

심박수 (L/min/m)

	폐동맥 쐐기압(mmHg)	
심장 지수(cardiac index)	Ⅰ군 정상	Ⅱ군 폐울혈
22	Ⅲ군 말초 순환 부전	Ⅳ군 폐울혈+ 말초 순환 부전
	18	

심부전 혈역학적 상태에 따라 분류한 것이다. 급성 심근경색으로 인한 급성 심부전의 예후 분류표로 사용했지만, 지금은 일반 급성 심부전 분류에도 사용할 수 있게 됐다.

113

만성 심부전

POINT
- 심장 기능이 서서히 떨어진다.
- 급성으로 악화되면 상태가 급격하게 나빠진다.
- 증상을 악화시키는 요인을 제거하면 증상이 완화 된다.

오랜 시간에 걸쳐 심장의 펌프 기능이 떨어진다

만성 심부전이란, 심근경색(p.108), 부정맥(p.116), 심장판막증(p.138) 등의 질환으로 인해 심장 기능이 서서히 저하되는 상태를 말한다.

심장은 우리 몸의 모든 곳에 혈액을 공급하는 펌프 기능을 담당하고 있다. 하지만 어떤 원인으로 인해 필요한 혈액을 신체 기관에 보낼 수 없게 된 상태가 바로 심부전이다.

심부전이 진행되면 숨가쁨, 심계항진과 같은 증상이 나타나고 이러한 증상이 장기간 이어지면 폐나 온몸에 체액을 과도하게 저류(貯留)시켜 호흡 곤란이나 부종이 발생하는데, 이러한 증상은 일상생활에 심각한 영향을 미치게 된다. 그리고 이러한 상태가 계속 진행된 것을 만성 심부전이라고 한다. 만성 심부전이 계속 진행되면 밤에 호흡 곤란으로 잠에서 깨거나 평소에도 숨이 차는 증상이 발생할 수 있다.

만성 심부전이 급격히 악화되면 심정지가 발생한다

만성 심부전은 고혈압, 부정맥, 감염이나 과로, 스트레스 등이 증상을 악화시켜 어느 날 갑자기 급성으로 악화되기도 하며 복용 중인 약이나 생활 환경 때문에 발생하기도 한다.

급성으로 악화되면 말 그대로 증상이 급격히 악화되기 때문에 쇼크나 심정지가 발생하기도 한다. 또한 만성 심부전은 호전과 악화를 반복하면서 심장의 기능이 점점 떨어진다. 우선 증상을 완화시키는 것이 최우선이기 때문에 생활습관 관리와 약물 치료를 병행한다. 이를 위해서는 만성 심부전의 원인인 질병부터 치료해야 한다.

시험에 나오는 어구

체액
생체 내에 있는 액체성분으로 세포 안이나 체강 (體腔) 안에 있다.

호전
병의 상태가 일시적으로 좋아지거나 개선된 상태를 말한다.

메모

치료방법
혈역학적 상태를 안정화시켜 장기간 동안 증상이 개선될 수 있도록 한다. 또한 중증도에 따라 치료를 실시해 QOL을 상향시키거나, 심부전 악화를 예방하거나, 예후가 좋아질 수 있도록 한다.

만성 심부전의 진전

STAGE	질병, 증상, 위험성
STAGE A 심부전 증상도 없고 심장의 구조적 변화도 없지만 심부전 발생 위험인자가 있다	고혈압, 동맥경화성 질환, 당뇨병, 비만, 대사증후군 등 심부전 발생 위험인자가 있다.
STAGE B 심부전 증상은 없지만, 심장의 구조적 변화가 있다	과거 심근경색, 좌심실 리모델링(비대 또는 박출률 저하), 심장판막증 등의 증상이 나타난다.
STAGE C 심장의 구조적 변화가 있고 심부전 증상도 있지만 치료하면 호전될 수 있다	숨가쁨, 피로감, 운동 내구력 저하 증상이 나타난다.
STAGE D 중증 심부전	내과적인 치료를 최대한 실시한다 하더라도 안정을 취할 때 증상이 나타나거나 입원, 퇴원을 반복하는 상태를 말한다.

만성 심부전의 원인이 될 수 있는 질환으로는 심근경색, 부정맥, 심장판막증, 고혈압, 심근병증, 선천성 심장 질환이 있다. 또한 만성 심부전을 일으키면 숨가쁨, 피로감, 부종, 심계항진, 수족냉증이 나타난다.

STAGE별 치료 방법

STAGE A	STAGE B	STAGE C	STAGE D
만성 심부전의 위험인자로 알려진 고혈압이나 당뇨병 환자는 ACE 저해제나 ARB를 투여한다.	ACE 억제제 또는 ARB를 투여한다. 심방세동에 의한 빈맥이 나타날 경우에는 디기탈리스 제제를 투여한다.	ACE 억제제 또는 ARB, 베타 차단제를 투여한다. 증상과 소견에 따라 이뇨제와 스피로노락톤을 투여한다.	심장 이식을 검토한다. 이식 후에도 개선될 여지가 보이지 않으면 호스피스 케어를 실시한다.

부정맥

POINT
- 정상적인 동리듬에 지장이 생긴 상태를 부정맥이라고 한다.
- 박동이 규칙적이지 못해 심정지에 이르기도 한다.
- 주요 부정맥으로 빈맥성 부정맥과 서맥성 부정맥이 있다.

부정맥은 동심방결절의 전기 자극 이상으로 인해 발생한다

부정맥이란, 심장에 흐르는 전기 흐름이 비정상적으로 변해 박동이 느려지거나 빨라진 상태를 말한다. 심장은 일반적으로 페이스 메이커 역할을 담당하는 **동심방결절**을 따라 분당 50~100회 정도 박동하는데, 이러한 움직임을 **자극전도계**(p.20)라고 한다. 하지만 전기적 신호가 잘 전달되지 않거나 지나치게 격한 자극을 받게 되면 심장은 정상적인 기능을 하지 못한 채 심장 리듬이 깨져 이상 증상이 나타난다.

부정맥은 원인 질환에 따라 치료해야 하며 간혹 부정맥으로 인해 **심정지**가 되는 경우도 있다.

부정맥은 크게 빈맥성과 서맥성으로 나뉜다

부정맥은 크게 **빈맥성 부정맥**과 **서맥성 부정맥**으로 나뉜다. 빈맥은 심박수가 분당 100회 이상인 경우, 서맥은 분당 50회 미만인 경우를 말한다. 그리고 빈맥성 부정맥은 **상심실성 빈맥**과 **심실성 빈맥**으로 나뉜다.

부정맥은 생리적인 이유로 발병한 질병이 부정맥으로 이어진 경우가 있고 피로나 수면부족 스트레스 때문에 나타나는 경우도 있다. 그렇기 때문에 부정맥은 반드시 다른 질병으로 인해 발생하는 것은 아니다. 사람마다 개인차가 크고 어떤 이는 부정맥이 생기지 않기도 하기 때문이다. 부정맥의 주요 증상으로는 **가슴 두근거림, 현기증, 흉통, 권태감**이 있고 뇌로 가던 혈류가 일시적으로 정체돼 허혈성 뇌졸중이 발생하면 **실신**하기도 한다.

 시험에 나오는 어구

심정지
심장이 움직이지 않고 정지된 상태를 말한다. 심정지가 일어나면 신체의 모든 기관에 혈액이 흐르지 않고 산소가 부족해지면서 모든 세포가 죽음을 맞이하는데, 이에 따라 사람도 죽음에 이르게 된다.

키워드

상심실성 빈맥
맥박수가 갑자기 상승하거나 발작성 빈맥을 일으키는 상태를 말한다. 빈맥으로 인해 혈압이 내려가면 실신하는 경우도 있다. 발작성 상심실성 빈맥이라고도 한다(p.120).

심실성 빈맥
심실이 1분에 120회 이상 뛰면서 흥분한 상태를 말한다. 심장 질병으로 인해 발병하는 기질성 심실 빈맥과 심장에 질병이 없는 상태에서 발병하는 특발성 심실 빈맥으로 나뉜다.

실신
혈압이 내려가면서 뇌혈류량도 감소해 의식이 소실된 상태를 말하며 일반적으로는 몇 초~몇 분 정도의 짧은 시간 내에 의식을 회복한다(p.50).

부정맥의 원인과 종류

부정맥은 여러 종류로 나뉘며 원인도 다양하다.

원인	주요 부정맥 종류
동심방결절이 과도하게 흥분해 전기적 신호를 배출한다.	동성빈맥(sinus tachycardia)
동심방결절의 움직임이 느려진다.	동기능부전증후군(sick sinus syndrome)(→ p.134)
방실접합부에서 전기 신호를 배출한다.	방실접합부성 기외수축(接合部期外収縮)
심방과 심실에서 전기 신호를 배출한다.	심방기외수축(PAC)(→ p.118) 심실기외수축(PVC)(→ p.128)
부전도로(accessory pathway)로 전기 신호를 배출하는 상황과 같이 일반적이지 않은 통로가 생긴다.	심방조동(AFL)(→ p.126) 심방세동(AF)(→ p.124) 발작성 상심실성 빈맥(PSVT)(→ p.120) 심실 빈맥(VT)(→ p.130) 심방기외수축(PAC)(→ p.118) 심실기외수축(PVC)(→ p.128)

부정맥의 치료

부정맥의 치료 방법은 종류에 따라 달라진다.

기외수축

심방성 기외수축
심실성 기외수축

빈맥

상실 빈맥
심방조동
심방세동

심실 빈맥
심실조동
심실세동

서맥

동정지
동방블록
방실블록

경과 관찰

기본적인 경과 관찰을 실시한다. 기외수축(p.46)이 자주 나타나거나, 흥분 빈도가 많거나, 자각 증상이 많은 경우에는 약물 치료 또는 자극도자절제술(catheter ablation)을 실시한다.

약물 치료

증상이 심한 경우에는 약물 치료를 할 수 있다.

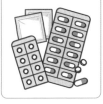

시술 치료

증상이 심하고 약물로 조절되지 않는 경우 전극도자절제술이나 이식형 제세동기 치료를 고려할 수 있다.

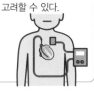

인공 심박동기 시술

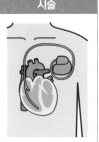

심방기외수축

- 대부분이 무증상이고 일상에서도 자주 발생한다.
- 증상이 심할 경우 치료 대상이 될 수 있다.
- 심전도상에서 P파가 나타난다.

피로, 스트레스, 고령이 원인이다

심방기외수축은 동심방결절보다 빠른 심방의 전기적 흥분으로 인해 발생한다. 일상적으로 자주 발생하며 무증상이 대부분이지만, 맥이 뛰거나 가슴이 조이는 등의 증상을 호소하는 경우도 많다.

그중에서도 심방은 **자율신경**의 영향을 받기 쉬운데, 피로와 스트레스, 음주, 카페인 등의 섭취가 원인이 돼 심방기외수축이 발생하기도 한다. 고령이 되면서 증상이 증가해 노화 현상이라고도 한다. 심방기외수축의 원인이 되는 질병은 **심장판막증**(p.138), **심근병증**(p.152), 고혈압(p.174) 등으로, 심방에 부담이 많이 갈 때 일어나는 경우도 있다.

심방세동의 원인이 되는 경우도 있다

심방기외수축은 심한 증상이 나타나지 않은 한 치료를 하지 않는다. 하지만 심방기외수축이 빈번하게 나타나 가슴이 두근거리는 증상이 심할 경우, 교감신경의 흥분을 억제시키는 **항부정맥제**를 복용한다. 이 밖에도 주요 원인을 제거하는 일이 중요하다.

하지만 드물게 **심방기외수축**이 심방세동의 원인이 되는 경우도 있다. 그중에서도 고령인 경우 삼방세동이 숨어 있을 가능성이 있으므로 주의해야 한다.

심전도상에서는 원래 심장 주기보다 빠르게 심방이 수축되는 P파가 나타나는 것이 특징이다. 일반적으로 P파는 한 번 나타나는 것이 대부분인데, 3번 연속으로 나타나는 경우에는 심방세동으로 이어지기 쉽다.

 키워드

자율신경
내장과 혈관의 기능을 조정하는 신경으로, 교감신경과 부교감신경이 있다.

교감신경
교감신경은 낮이나 활동 시에 우위에 서는 신경으로, 교감신경이 강하게 작용하면 혈압이 상승하고 동공이 확대되는 등 심신이 흥분 상태로 변한다.

 메모

항부정맥제
일반적으로 무증상이면 치료를 하지 않지만 자각 증상이 심한 경우, 베타차단제나 나트륨 채널 차단제(sodium channel blocker)를 사용해 약물 치료를 하기도 한다.

심방기외수축의 구조

동심방결절보다 더 일찍 P파가 나타난다. 일반적으로는 치료하지 않아도 되는 경우가 많다.

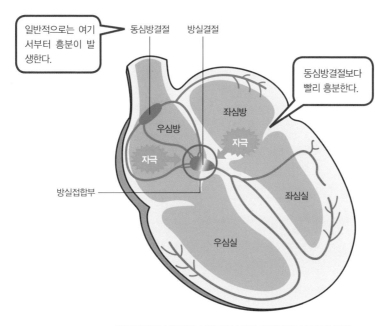

일반적으로는 여기서부터 흥분이 발생한다.

동심방결절

방실결절

동심방결절보다 빨리 흥분한다.

좌심방

우심방

자극

자극

방실접합부

좌심실

우심실

방실결절에서 발생한 심방기외수축과 방실접합부 근처에서 발생한 방실접합부기외수축을 합쳐 상실성 기외수축이라고 한다.

심방기외수축의 심전도

형태가 다른 P파가 출현하고 P파 이후에는 원래대로 돌아온다. 그래서 심전도상에서는 QRS파가 정상적인 파형으로 나타난다.

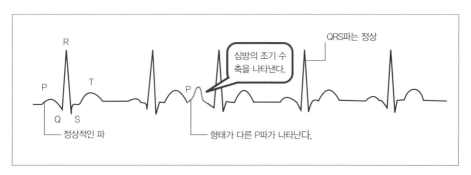

QRS파는 정상

심방의 조기 수축을 나타낸다.

정상적인 파

형태가 다른 P파가 나타난다.

발작성 상심실성 빈맥

 POINT

- 가슴 두근거림(심계항진)이 갑자기 발생하거나 사라지는 증상을 말한다.
- 부교감신경을 자극하는 치료법을 시도한다.
- 혈역학적 상태가 불안정하면 심장 율동 전환을 실시한다.

갑자기 나타났다가 다시 멈추는 빈맥

발작성 상심실성 빈맥(Paroxysmal Supraventricular Tachycardia)은 방실결절과 **부전도로**를 사이에 두고 **리엔트리**(reentry)가 발생한 **상실성 빈맥**이다. 여기서 리엔트리란, 방실결절 내 또는 가까운 곳에 전기 흥분 신호를 전달하는 회로가 새로 형성되면서 그 부위에 이상한 흥분 신호가 계속 전달되거나 선회하는 현상을 말한다.

발작성 상심실성 빈맥은 갑자기 분당 150~250회 정도의 빈맥이 **일어났다가 사라지는 것이 특징**이다. 1분 내로 괜찮아지기도 하지만, 몇 시간이나 지속되는 경우도 있다. 심장의 전기 우회로가 새로 생기거나 선천적으로 리엔트리 회로를 갖고 있을 경우, 발작성 상심실성 빈맥이 발생한다.

혈역학적 상태에 따라 다른 치료법

심전도상에서 볼 수 있는 특징으로는 **분당 150회 이상의 빈맥**이 나타나고 QRS 폭이 좁으며 간격이 거의 일정하다는 점, P파는 QRS파 직후에 **나타난다는 점**을 들 수 있다. 치료법으로는 **미주신경을 자극**하는 방법이 있는데, 이는 **부교감신경을 자극**해 방실에서 신호가 전도되지 않도록 억제시키는 방법이다. 구체적으로는 숨을 크게 들이마신 후 숨을 참는 **발살바 조작**(valsalva maneuver)과 찬물에 얼굴을 담그는 방법이 있다.

이런 방법으로도 개선되지 않는다면 **약물 치료**를 고려한다. 발작이 일어났을 때 혈압이 저하되거나 혈역학적 상태가 불안정한 경우에는 **심장 율동 전환**(cardioversion)을 실시한다.

부전도로
심장에 전기 자극을 전달하는 정상적인 전도로가 아니고 심방과 심실 사이에 있는 방실결절 이외의 전도로를 말한다. 소위 샛길 같은 역할을 한다 (p.122).

 키워드

상실
심방과 동심방결절, 방실결절과 같이 심방보다 윗 쪽에 자리한 부위를 말한다.

미주신경
신경 경로가 복잡하며 여러 신체 기관에 분포돼 있는 신경을 말한다. 배뇨 시에 혈압을 떨어뜨려 실신하게 만들기도 한다. 또한 미주신경이 과하게 긴장하면 일시적으로 심정지를 일으키기도 한다.

부교감신경
부교감신경은 밤의 신경이라고도 불린다. 부교감신경이 우위에 서면 혈압 저하, 동공 수축, 혈관 이완, 릴랙스 상태가 된다.

발작성 상심실성 빈맥의 구조

전기 자극이 선회해 맥박이 증가한다. 이러한 증상은 갑자기 발생하다가 돌연 멈춰버린다.

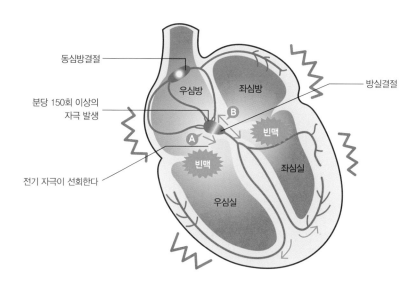

방실결절에는 전도로가 두 곳 있다. A를 통과한 전기 자극이 심실로
가지 못하고 B로 역류해 다시 A로 돌아가는 상황을 반복한다.

발작성 상심실성 빈맥의 심전도

QRS파의 간격은 거의 일정하지만, 폭이 좁다. P파는 QRS 직후에 나타나며 QRS파에 묻히는 경우도 있다.

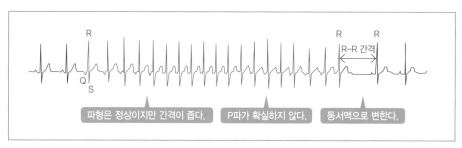

3회 연속 기외수축이 발생한 것을 계기로 상실 빈맥이 발생한 모습이다. 자연스럽게 정지한 후 R-R 간격이 늘어나 잠
시 쉬었다가 원래 심전도로 돌아간다.

WPW 증후군

POINT

- 기존 자극 전도계 이외에 심방과 심실을 연결하는 추가 부전도로가 존재한다.
- 방실회귀성 빈맥을 일으킬 수 있다.
- 심전도상에서 델타파가 나타난다.

기존 전도로 외에 다른 전도로가 있다

WPW 증후군(Wolff-Parkinson-White syndrome, 심실 조기 흥분 증후군)은 기존의 자극전도계(p.20)와는 별개로 심방과 심실을 연결하는 다른 부전도로(켄트속, bundle of Kent)를 갖고 있는 상태를 말한다. 부전도로는 자극의 전달 속도가 빨라 동리듬(p.84)일 때 심실 흥분이 빨리 일어난다.

참고로 부전도로는 심장 좌측에 생기는 경우가 많고 장소에 따라 좌심방과 좌심실을 연결하는 A형, 우심방과 우심실을 연결하는 B형, 중격에서 심실을 연결하는 C형으로 나뉜다.

WPW 증후군인 사람은 위에서 말한 부전도로를 선천적으로 갖고 태어난 경우가 대부분이며 보통 증상이 없어 검사 후에 발견되기도 한다.

하지만 가끔 빈맥 발작을 일으키는 경우가 있는데, 심전도상에서는 방실회귀성 빈맥으로 나타난다. 기외수축(p.46)을 시작으로 분당 150~250회 정도의 빈맥이 발생하며 갑자기 끝나는 것이 특징이다.

자각 증상이 없다면 경과를 관찰한다

WPW 증후군은 심전도상에서 델타파, PQ 간격 단축, 폭넓은 QRS파가 나타난다. 특히, 심실의 조기 흥분을 나타내는 델타파가 특징이다.

자각 증상이 없다면 경과 관찰을 실시하는데, 발작이 자주 일어나면 약물 치료를 고려한다. 근본적인 치료 방법은 전극도자절제술로, 원인인 부전도로를 전기로 소작(燒灼)하는 방법이다. 또한 혈액 동태가 불안정한 경우, 심장 율동 전환을 실시하기도 한다.

시험에 나오는 어구

심장 율동 전환
제세동기로 심장에 전기 충격을 줌으로써 심장 율동을 정상적인 리듬으로 되돌려 놓기 위해 실시하는 시술이다.

키워드

부전도로
원래는 존재하지 않아야 할 전도로를 말한다. 심방과 심실을 직접 연결하는 것을 켄트(Kent)속, 심방과 방실결절 하부를 연결하는 전도로를 제임스(James)속, 심방과 방실다발 또는 심방과 심실각(脚)를 연결하는 전도로를 마하임(Mahaim)속이라고 한다. 임상에서는 켄트속을 중요하게 여긴다.

방실회귀성 빈맥
심방과 심실을 연결하는 부전도로가 불응기(한번 자극된 후 그 다음 자극에 반응하지 않는 시간)를 벗어났을 때 심실에 전해진 자극이 부전도로를 타고 역행해 심실에서 심방 쪽으로 전달되는 상태를 말한다. 부전도로가 있어서 전기 자극이 계속 선회하게 된다(리엔트리).

델타파
심실 조기 흥분 시 볼 수 있는 삼각 형태의 파동을 말한다.

WPW증후군의 기전

심방과 심실 사이에 존재하는 부전도로(켄트속)로 인해 전기적 흥분이 바로 심실에 전달되어 심실근이 빨리 흥분하는 상태를 말한다.

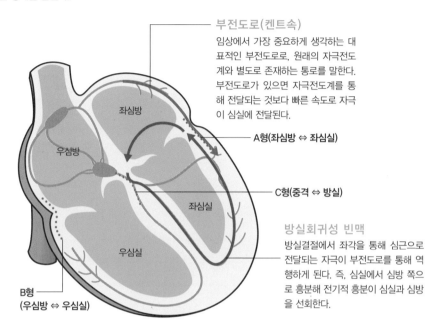

부전도로(켄트속)

임상에서 가장 중요하게 생각하는 대표적인 부전도로로, 원래의 자극전도계와 별도로 존재하는 통로를 말한다. 부전도로가 있으면 자극전도계를 통해 전달되는 것보다 빠른 속도로 자극이 심실에 전달된다.

A형(좌심방 ⇔ 좌심실)

C형(중격 ⇔ 방실)

방실회귀성 빈맥

방실결절에서 좌각을 통해 심근으로 전달되는 자극이 부전도로를 통해 역행하게 된다. 즉, 심실에서 심방 쪽으로 흥분해 전기적 흥분이 심실과 심방을 선회한다.

좌심방
우심방
좌심실
우심실
B형
(우심방 ⇔ 우심실)

WPW 증후군의 심전도

심방과 심실 사이에 추가 전도로가 있는데, 이 전도로를 통해 자극을 받아 빈맥이 발생한다. 이때 PQ 시간이 단축되며 델타파형이 만들어진다.

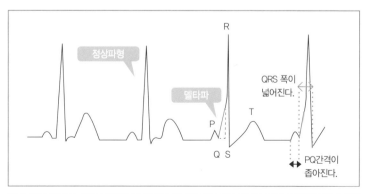

정상파형

델타파

R

QRS 폭이 넓어진다.

P

T

Q S

PQ간격이 좁아진다.

델타파가 나옴으로 인해 부전도로를 경유한 자극이 원래 가야 할 전도로의 자극보다 빨리 심실로 전달되면서 PQ 간격이 좁아진다. 그리고 PQ 간격이 좁아지면서 QRS 폭이 넓어진다.

심방세동

POINT

- 심방이 미세하게 떨리는 부정맥을 말한다.
- 대표적인 노인성 질환이다.
- 혈전 생성 예방이 중요하다.

혈전이 생기기 쉬우므로 뇌경색도 조심해야 한다

심방세동은 심방의 각 부위가 불규칙적으로 흥분해 발생하는 질환이다. 심방이 미세하게 떨리면 맥박의 리듬이 흐트러진다. 그리고 심방의 떨림에 따라 심방 내의 혈류가 울혈되어 혈전이 만들어지기 쉬워진다. 또한 혈전이 말초혈관을 막으면서 혈전색전증을 유발할 수 있으므로 주의해야 한다.

심방세동은 고령이 될수록 증가하는 경향이 있다. 이 심방세동의 주요 요인은 좌심방부하인데, 특히 좌심방에 있는 **좌심이**(左心耳)의 혈류가 정체되면서 혈전이 쉽게 만들어진다. 혈전이 생겼는데도 계속 방치하면 뇌경색을 일으킬 수도 있다. 또한 **심근병증, 심장판막증, 고혈압** 등은 좌심방 부하로 인해 발생하기 쉬운 질환이다. 이 밖에도 **갑상선 기능 항진증, 알코올, 과로, 스트레스**도 심방세동을 일으키는 원인이다.

무증상인 채로 경과하기 쉽고 보통은 검진으로 발견된다

심방세동은 심전도상에서 R-R 간격이 불규칙하며 정상적인 P파가 없다. 보통은 무증상인 채로 경과하는 경우가 많아 이를 눈치채지 못하는 경우도 있으며 건강검진을 할 때 지적받는 경우도 많다.

심방세동은 **혈전 생성을 예방**해 뇌경색 등이 발생하지 않도록 하는 약물 치료가 중심이다. **약물 치료**는 혈전 생성을 방지하기 위해 혈액 응고를 막는 약제, 맥박수를 조절하는 약제, 동리듬을 회복하기 위한 약제로 나뉜다. 또한 최근에는 전극도자절제술을 이용한 치료도 많이 시행되고 있다.

심방세동의 기전

심방세동은 심방이 불규칙하면서도 미세하게 떨리는 증상으로 인해 혈액이 정체되고 혈전이 생긴다.

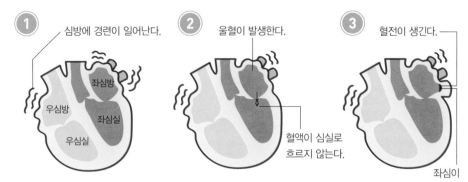

① 심방에 경련이 일어난다.

양쪽 심방이 불규칙하게
떨린다.

② 울혈이 발생한다.

혈액이 심실로
흐르지 않는다.

심방에 혈액이 정체돼 있으면서 혈
전이 생기기 쉬운 환경이 된다.

③ 혈전이 생긴다.

좌심이

혈전은 좌심이에서
쉽게 생긴다.

심방세동의 심전도

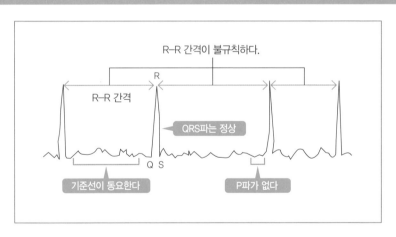

R–R 간격이 불규칙하다.

R–R 간격

QRS파는 정상

기준선이 동요한다

P파가 없다

사용하는 약제

혈전 방지	와파린, 항응고제(DOAC)
심박수 조절	베타 차단제, Ca 길항제, 디기탈리스
동리듬 회복	나트륨 채널 차단제, 아미오다론

심방조동

POINT

- 분당 300회 정도의 속도로 심방이 흥분한다.
- 혈전이 쉽게 생기기 때문에 뇌경색이 발생하지 않도록 주의해야 한다.
- 전극도자절제술로 약 95% 이상 치료한다.

심방조동 측면에서 본 뇌경색

심방조동이란, 맥박은 규칙적이지만 심방이 평소보다 빠른 속도로 움직이는 상태를 말한다. 심방세동(p.124)과 비슷하지만, 크게 다른 것은 바로 리듬이 일정한 경우가 있다는 점, 좌심방에서 발생한다는 점이다.

맥박은 일정하게 보이지만, 1분 동안 약 300회 정도 뛸 만큼 심방이 빠른 속도로 흥분해 떨리듯이 움직이기 때문에 혈액을 원활하게 심실로 전달할 수 없다. 하지만 심방세동과 똑같이 좌심이의 혈류가 나빠진다는 점 때문에 혈전이 생기기 쉽고 혈전은 뇌혈관 쪽으로 흘러 뇌경색을 일으킬 가능성이 높다.

주요 증상으로는 가슴 두근거림이 있다. 심전도상에서는 P파 소실과 F파가 보이며 톱니 모양의 파형이 형성된다. 또한 고혈압과 심장판막증, 심근병증이 있다면 좌심방에 부하가 걸려 심방조동이 생기기 쉽다.

근치적 치료법인 전극도자절제술을 실시한다

심방조동을 치료하는 방법은 약물 치료와 전극도자절제술로 나뉜다. 혈역학적 상태가 양호하면 심박수를 조절해 약물 치료를 실시하고 증상이 심한 경우에는 전극도자절제술을 실시한다. 이는 심방조동이 발생하는 오른방실판막 주변과 하대정맥을 통해 비정상 조직을 파괴하는 방법이다. 이 방법으로 약 95% 이상은 완치할 수 있다. 치료 시간도 약 1시간 정도 걸리기 때문에 심방조동이 계속 반복되거나 증상이 심한 경우, 이 시술을 시행한다.

 시험에 나오는 어구

F파
심방조동에서 볼 수 있는 톱니 모양의 규칙적인 파형을 말하며 음성톱니파라고도 한다.

 키워드

전극도자절제술
의료용 카테터로 부정맥의 원인인 비정상 전기 회로를 태워버리는 방법을 말한다.

 메모

오른방실판막 주변
심방조동은 심방 내에서 발생한 전기적인 흥분이 선회(리엔트리)한다. 그리고 선회 방향에 따라 전형적, 비전형적, 역전형적 심방조동으로 나뉜다. 가장 일반적인 전형적 심방조동의 선회 부위는 오른방실판막 고리 부근이다. 오른방실판막과 하대정맥 사이를 반드시 선회하기 때문에 이 부분을 태우면 약 95% 이상은 완치할 수 있다.

심방조동의 기전

심방조동은 맥박이 빨리지기 쉬운 상태로 분당 300회를 뛸 정도의 빠른 속도로 흥분이 일어난다.

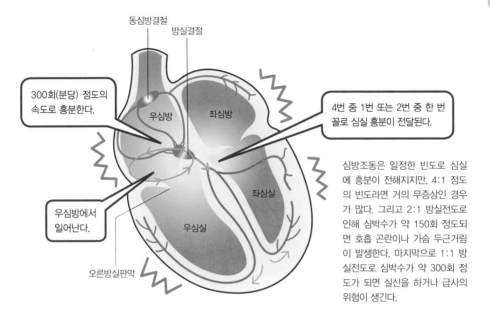

심방조동은 일정한 빈도로 심실에 흥분이 전해지지만, 4:1 정도의 빈도라면 거의 무증상인 경우가 많다. 그리고 2:1 방실전도로 인해 심박수가 약 150회 정도되면 호흡 곤란이나 가슴 두근거림이 발생한다. 마지막으로 1:1 방실전도로 심박수가 약 300회 정도가 되면 실신을 하거나 급사의 위험이 생긴다.

심방조동의 심전도

다음 그림은 4:1 방실전도와 2:1 방실전도를 표시한 심전도이다. 심실에서 전달한 흥분 빈도에 따라 심전도에 다음과 같은 변화가 발생한다.

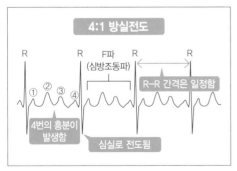

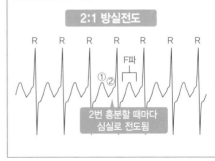

4:1 방실전도에서는 톱날 보양의 파형을 보이고 4번의 F파마다 QRS파가 발생하며 심실로 흥분이 전도된다는 사실을 알 수 있다. 또한 2:1 방실전도에서는 2번의 F파마다 QRS파가 발생하며 심실로 흥분이 전도된다. 양쪽 모두 일정한 간격으로 전도되고 있으므로 R-R 간격이 일정하다.

심실기외수축

POINT

● 기본적으로는 경과를 관찰하면서 상태를 살핀다.
● 드물게 심실세동으로 악화되는 경우가 있다.
● 대부분은 치료하지 않아도 된다.

가장 흔한 부정맥

정상 심박은 동심방결절에서 전기 신호가 발생해 심방에서 방실결절을 거쳐 심실로 전해진다. 한편 동심방결절보다 빠르게 심실이 흥분하는 부정맥을 심실 기외수축이라고 하는데, 부정맥 중 가장 흔하다. 심실기외수축은 **심근경색**(p.108)과 같은 **기저 질환과 노화, 스트레스, 음주, 과로 등**의 원인으로 발생하며 검사에서는 **12유도 심전도**(p.84)에서 기외수축의 형태를 평가한 후 어느 곳에서 부정맥이 나타났는지를 진단한다. 부정맥은 생명과 직결된 질병이므로 증상이 심한 기외수축이 계속된다면 모니터 심전도를 통해 관리하는 편이 좋다.

대부분은 치료하지 않아도 된다

심실기외수축은 대부분 **무증상**이지만, **가슴 두근거림이나 맥이 불규칙하게 뛰는 것**을 느끼는 경우도 있다. 경과를 관찰하는 정도나 굳이 치료하지 않아도 되는 경우가 대부분이다. 하지만 기외수축이 빈맥을 일으키거나 계속된다면 **심실 빈맥**(p.130)과 **심실세동**(p.132)으로 악화될수도 있다. 심실기외수축 판정을 받은 사람은 대부분 **심근경색, 심근병증, 심장판막증**과 같은 기저 질환을 갖고 있기 때문에 이들 질병에 심실기외수축 **약을 더해 치료**한다.

또한 심실기외수축의 심전도 파형은 **단발, 연발, 빈발**과 같이 다양한 형태로 나타나며 중증 여부를 판정하기 위해 Lown 분류를 사용하기도 한다.

메모

약물 치료
급성 심근경색을 동반한 경우, 나트륨 채널 차단제나 아미오다론 복용을 검토하고 기저 질환이 있는 경우, 베타 차단제와 아미오다론 복용을 검토한다. 기저 질환이 없으면서 가슴 두근거림이 나타난 경우에는 심전도 파형에 알맞은 항부정맥제 사용을 검토한다.

심실 기외수축의 구조

전기 신호가 동심방결절보다 심실에서 먼저 발생한다.

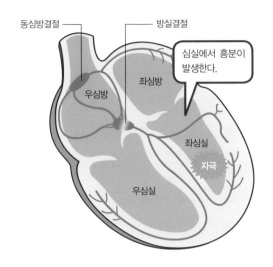

Lown 분류의 중증 판단

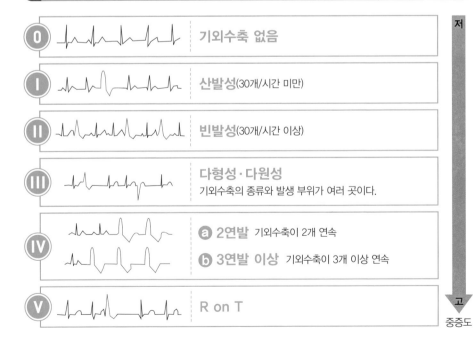

저

0　기외수축 없음

I　산발성(30개/시간 미만)

II　빈발성(30개/시간 이상)

III　다형성 · 다원성
기외수축의 종류와 발생 부위가 여러 곳이다.

IV　ⓐ **2연발** 기외수축이 2개 연속
ⓑ **3연발 이상** 기외수축이 3개 이상 연속

V　R on T

고
중증도

심실 빈맥

POINT
- 생명과 직결된 부정맥으로 발전하는 경우도 있다.
- 혈역학적 상태가 불안정하면 쇼크가 올 수도 있다.
- 생명이 위험할 경우, 심장 율동 전환을 실시한다.

부정맥이 지속되는 경우이기 때문에 생명과 직결될 수 있다

심실 빈맥이란, 심실 기외수축이 연속으로 발생하는 경우를 말한다. 심실 기외수축은 증상에 따라 개인차가 있지만, 흔히 있는 부정맥이므로 약 95% 정도는 치료하지 않아도 된다. 하지만 나머지 5%는 생명과 직결된 부정맥으로 발전하는 경우가 있기 때문에 치료를 해야 한다.

참고로 생명과 직결된 부정맥은 심장 질환이 있거나 심실기외수축이 연속되는 경우가 많아질 때이다. 발작 지속 시간이 짧은 경우에는 대부분 무증상이지만, 가벼운 심계항진, 흉부 불쾌감과 같은 자각 증상을 느끼는 경우도 있다. 발작이 지속되는 시간이 긴 경우(지속성 심실 빈맥)에는 현기증, 실신, 혈압 저하와 같은 허혈성 뇌졸증 증상이 나타난다. 이 경우, 한 번에 혈압이 뚝 떨어지고 쇼크 상태에 빠질 수도 있기 때문에 즉시 치료를 실시한다. 혈역학적 상태가 안정되면 항부정맥제를 투여하는데, 이때는 심실 빈맥의 원인이 된 질병을 식별해 치료해야 한다.

혈역학적 상태가 좋지 않으면 심장 율동 전환을 실시한다

혈역학적 상태가 좋지 않을 경우에는 빈맥을 정지시키기 위해 심장 율동 전환을 실시한다. 특히, 심실 빈맥은 심실세동으로 진행될 수 있으므로 주의해야 한다. 심전도상에서는 폭넓은 QRS파가 규칙적으로 연속해 나타나는 모습을 볼 수 있다.

심실 빈맥 정지 후 재발 방지를 위해 심장질환이 없다면 심장 율동 전환, 심장 질환이 있다면 이식형 제세동기를 삽입해 치료하면 된다.

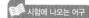 시험에 나오는 어구

심폐 소생
심장이나 호흡이 멈춰버린 사람을 구하는 응급처치법으로, 심장 마사지와 자동심장충격기(AED)를 사용해 자가 호흡과 혈액순환이 회복될 수 있도록 한다.

 키워드

허혈성 뇌졸중 증상
뇌의 혈류가 나빠져 손발이 저리거나 마비, 언어 장애가 나타나는 증상이다.

 메모

지속성 심실빈맥
빈맥이 30초 이상 지속된다면 혈역학적 상태에 알맞은 약물 치료를 실시하는데, 이때 상태가 안정적이고 심기능이 정상이라면 나트륨 채널 차단제, 칼슘 채널 차단제 등을 사용하고, 심기능이 좋지 않을 경우에는 아미오다론이나 니페칼란트(nifekalant)를 사용한다.
또한 혈역학적 상태가 좋지 않다면 심장 율동 전환을 사용하는데, 효과가 없거나 지속성 심실 빈맥이 재발한 경우에는 아미오다론이나 니페칼란트를 정맥주사 한 후 다시 심장 율동 전환을 실시한다.

심실 빈맥의 기전

히스속 좌우 속가지 아래쪽의 자극전도계 또는 심실근에서 기외수축이 연속적으로 발생하는 빈맥을 말한다.

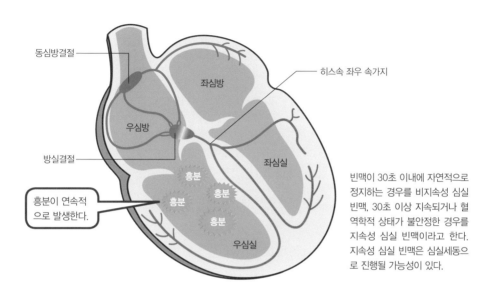

동심방결절

좌심방

히스속 좌우 속가지

우심방

방실결절

좌심실

흥분

흥분이 연속적으로 발생한다.

흥분

흥분

흥분

우심실

빈맥이 30초 이내에 자연적으로 정지하는 경우를 비지속성 심실 빈맥, 30초 이상 지속되거나 혈역학적 상태가 불안정한 경우를 지속성 심실 빈맥이라고 한다. 지속성 심실 빈맥은 심실세동으로 진행될 가능성이 있다.

심실 빈맥의 심전도

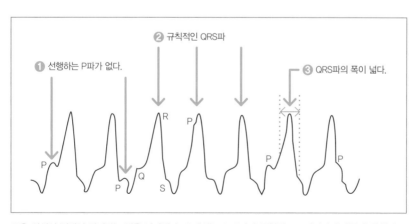

❷ 규칙적인 QRS파

❶ 선행하는 P파가 없다.

❸ QRS파의 폭이 넓다.

R

P

P

P

P

Q

P

S

❶은 상실성 빈맥이 아니라는 것을 나타낸다. ❷에서는 QRS파가 규칙적으로 나타나기 때문에 심실이 규칙적으로 흥분한다는 사실을 알 수 있다. ❸은 흥분이 자극전도계를 무시하고 심실 내를 전도해 QRS 파의 폭이 넓어졌다.

심실세동

POINT

- 갑자기 경련을 일으키는 심장의 부정맥을 말한다.
- 심장의 기질적 문제가 없어도 발생할 수 있다.
- 신속하게 제세동을 실행하지 않는다면 심정지가 발생할 수 있다.

제세동을 신속하게 실행해야 한다

심실세동이란, 심실에 전기적 신호가 무질서하게 발생해 심장이 경련을 일으킨 상태를 말한다. 심실세동의 경우, 심장에서 혈액을 제대로 뿜어 내지 못하고 혈류가 멈춰버린다. 이는 **심정지**를 일으킬 수 있는 위험한 부정맥이기 때문에 재빨리 자동 **심장 충격기**를 부착해 제세동을 실행해야 한다. 그렇지 않으면 소생률이 1분마다 7~10%씩 떨어지기 때문에 몇 분 안에 사망하게 된다.

심실세동은 심근경색과 심부전이 진행되면서 발병하거나 심장 기능에 문제가 없는 경우라도 **전해질 장애, 부르가다 증후군, 긴 QT 증후군, 흉부에 충격**을 받은 경우에 발생할 수 있다.

재발할 가능성도 있다

심전도상에서 심실세동을 확인해 보면 기준선의 **불규칙한 떨림**을 볼 수 있다. 심근이 **1분 동안 300회 이상** 경련을 일으키는 상태이므로 **심박출량**이 계속 떨어진다. 이 경우, 뇌는 허혈 상태가 되는데, 이 상황이 5초 이상 지속되면 의식을 잃게 된다. 허혈 상태가 길수록 저산소 상태가 지속되기 때문에 후유증이 남을 수 있다.

갑자기 의식을 잃거나 심정지를 일으킬 수 있으므로 쓰러진 사람을 발견한다면 말을 걸고 **맥박을 확인**함과 동시에 주변 사람의 도움을 받아 신속하게 **자동 심장 충격기**를 부착, 실시해야 한다. 심박이 돌아와도 재발될 가능성이 있으므로 상태가 안정된다면 2차 예방 차원에서 이식형 제세동기를 삽입하는 치료도 고려해야 한다.

 시험에 나오는 어구

부르가다 증후군
심장의 전기적 자극에 어떠한 이상이 생긴 질병으로, 주로 남성에게서 발견된다. 실신 및 돌연사할 가능성이 높다.

긴 QT 증후군
심장이 수축한 후 이완할 때까지의 시간이 길어지면서 심전도상에서 QT 간격이 연장되는 것을 볼 수 있다. 증상으로는 맥박이 뛰지 않거나 실신 및 생명이 위험할 수 있는 부정맥이 생긴다.

복합 뇌기능 장애
상처나 질병으로 인해 뇌 손상이 생겨 언어, 기억, 주의, 정보와 같은 지적 기능에 장애가 생긴 상태를 말한다.

 키워드

전해질 장애
혈액 속에 있는 나트륨, 칼륨, 칼슘과 같은 미네랄(전해질)의 균형이 무너진 상태를 총칭한다. 대표적인 질병으로는 저나트륨혈증, 고나트륨혈증, 저칼륨혈증, 고칼륨혈증이 있다.

심실세동의 기전

심실세동은 전기적 흥분이 무질서하게 발생해 심장 경련이 일어나는 상태를 말한다.

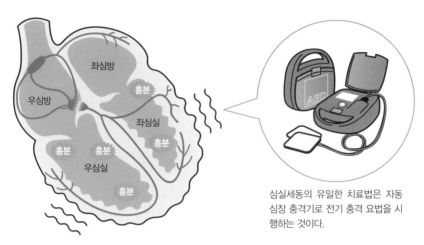

심실세동의 유일한 치료법은 자동 심장 충격기로 전기 충격 요법을 시행하는 것이다.

심실세동이 발생하면 심장이 수축과 이완을 모두 할 수 없기 때문에 심박출량이 0인 심정지 상태로 변한다.

심실세동의 심전도

심실세동을 심전도상에서 살펴보면 불규칙한 파형으로 나타난다. 계속 방치하면 심정지에 이를 수 있다.

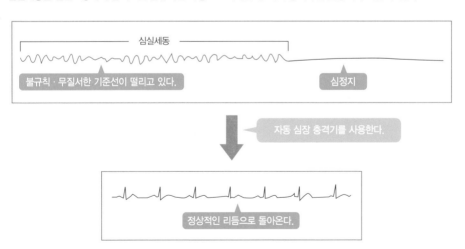

자동 심장 충격기를 사용해 일정하면서도 리드미컬한 심박으로 되돌려야 한다. 소생 기회를 놓치면 생존률이 1분당 7~10%씩 떨어진다.

동기능 부전 증후군

 POINT
- 동심방결절의 기능이 저하되면서 발생하는 부정맥이다.
- 증세가 심하지 않다면 대부분 무증상이다.
- 경우에 따라 인공 심박동기를 삽입한다.

서맥의 3가지 종류

동기능 부전 증후군은 심장의 전기적 신호를 발생시키는 **동심방결절** 부분에 장애가 생긴 상태를 말한다. 주로 동심방결절의 움직임이 저하되면서 전기 자극이 심방으로 전달되는 횟수도 적어지는데, 이로 인해 **서맥**(p.116)이 발생한다. 그리고 심방과 심실 수축이 적어지면서 뇌에서 허혈 증상 또는 **심부전** 증상이 나타나기도 한다.

진단은 **심전도**를 통해 이뤄진다. 동기능 저하는 **동서맥**(sinus brady-cardia), **동정지**, **동방차단**(SA block)이 복합적으로 나타나기 때문에 **루벤스타인 분류**를 통해 Ⅰ형(동서맥), Ⅱ형(동방차단, 동정지), Ⅲ형(서맥 빈맥 증후군)으로 구분할 수 있다.

무증상일 땐 경과 관찰, 경우에 따라 인공 심박동기 사용

동기능 부전 증후군의 원인은 크게 **내인성**과 **외인성**으로 나눌 수 있다. 내인성 기능 장애는 **노화**, **심근경색**, **심근병증**과 같은 질병으로 인해 동심방결절 또는 그 주변 기능에 장애가 생긴다. 또한 외인성 기능 장애는 **자율신경계 조절 장애**나 **약물 사용**, **갑상샘 기능 저하** 등으로 인해 발생한다. 자각 증상으로는 **숨가쁨**, **현기증**, **피로감**, **실신** 또는 몸이 휘청이는 증상이 있는데, 심하지 않을 경우 자각 증상이 나타지 않을 수도 있다. 만약, 증상이 없다면 **치료를 하지 않거나** 경과 관찰을 하는 정도로 끝낸다. 서맥으로 허혈성 뇌졸중 증상, 심부전 증상이 지속된다면 인공 심박동기 삽입술을 고려해야 한다.

 키워드

동서맥
맥박이 느린 상태로, 심전도상에서 심박수가 분당 50회 미만인 경우를 말한다. 심전도상에서 서맥이 보인다.

동정지
동심방결절에서 문제가 생겨 흥분하지 못한 채 서맥이 일어난 상태를 말한다. 심전도에서는 PP 간격에 결핍이 보이고 간격이 정수배가 되지 않는다.

동방차단
동심방결절에서 발생한 흥분이 심방으로 전달되지 못하는 상태를 말하며 심전도상에서 P파가 탈락되면서 PP 간격이 동심방결절보다 정수배가 된다.

동기능 부전 증후군의 구조

동심방결절의 기능이 저하해 전기적 자극이 발생하지 않거나 전달되지 못하는 현상을 말한다.

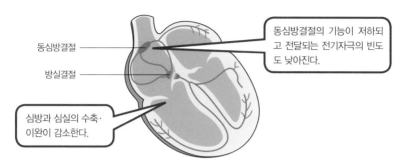

동심방결절

방실결절

동심방결절의 기능이 저하되고 전달되는 전기자극의 빈도도 낮아진다.

심방과 심실의 수축·이완이 감소한다.

동기능 부전 증후군의 심전도

Ⅰ형 동서맥   분당 50회 미만의 맥박이 지속되는 동서맥

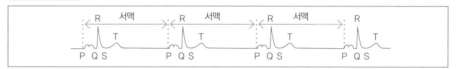

Ⅱ형 동방차단   자극이 동심방결절에서 심방으로 전달되지 않는다.

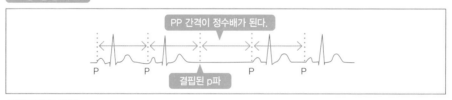

PP 간격이 정수배가 된다.

결핍된 p파

Ⅱ형 동정지   동심방결절의 자극이 없다.

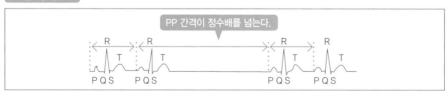

PP 간격이 정수배를 넘는다.

Ⅲ형 서맥 빈맥 증후군   빈맥이 정지된 후 동방블록 또는 동정지가 나타난다.

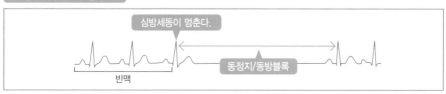

심방세동이 멈춘다.

동정지/동방블록

빈맥

방실차단

POINT

- 방실결절 안쪽과 히스다발 이외의 부분에 전도 장애가 생기면서 발생한 부정맥이다.
- 방실차단의 분류에 따라 증증도가 달라진다.
- 서맥이나 기타 증상이 계속 나타난다면 인공 심박동기를 삽입한다.

전기 신호가 끊어진 상태

방실차단이란, 심방에서 심실로 가야 할 전기 자극이 잘 전달되지 못하고 **방실결절 내에 장애가 생기거나 히스다발에서 신호가 지연 또는 끊어진 상태**를 말한다. 방실결절은 자율신경의 영향을 쉽게 받기 때문에 미주신경이 과하게 긴장할 경우에도 장애가 발생할 수 있다.

방실차단이 발생하는 원인으로는 **자극전도계의 섬유화** 현상 또는 **경화** 현상을 들 수 있고 이 밖에도 **심근경색, 심근병증, 사르코이도시스**(sarcoidosis), 약에 의해 발생할 수 있다. 방실차단의 전도 장애 분류는 중증도에 따라 1도, 2도(웬케바흐형, 모비츠Ⅱ형), 3도(완전방실차단)로 나뉜다.

중증 여부에 따라 생명이 위험할 수 있다

1도, 웬케바흐형 2도 방실차단은 전기 자극을 전달하는 데 시간이 걸리거나 잘 전달되지 않으면서 발생한다. 하지만 치료할 필요까지는 없고 경과를 관찰하는 정도로 끝낼 수 있다. 모비츠 Ⅱ형 방실차단은 방실결절에서 전달하는 일부 자극이 끊어지고 **심실의 맥박이 빠지는 상태**를 말한다.

3도 방실차단은 **전기 자극이 전혀 전달되지 않는 상태**이기 때문에 **실신**하거나 **심정지**가 올 수도 있다. 이 경우에는 **인공 심박동기를 삽입**해야 한다.

그리고 심장과 관련된 기저 질환이 있다면 먼저 그 원인을 제거한 후 경과를 관찰해야 하는데, 서맥이나 기타 다른 방실차단 증세가 나타나면 인공 심박동기를 삽입해야 한다.

 키워드

사르코이도시스
신체 장기의 여러 곳에서 육아 조직으로 이뤄진 육아종(granuloma)이 생기는 질병을 말한다.

 메모

자극전도계의 섬유화
나이를 먹어 고령이 되면 심장질환이 없어도 신체 노화로 인해 자극전도계에 섬유 조직이 형성되거나 경화(硬化)되면서 방실차단이 생기기 쉬워진다. 섬유화나 경화는 방실차단 환자들 중 절반 이상이 보이는 증상이다.

방실차단의 구조

전기 자극이 방실결절에서 심실로 바르게 전달되지 못해 심실에서 신호를 받지 못한다.

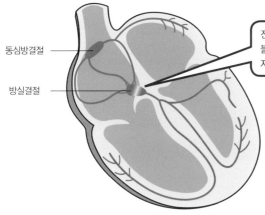

동심방결절

방실결절

전기 자극이 방실결절 내에서 블록화되거나 히스다발로 가는 자극이 지연된다.

방실차단은 부위별로 분류할 수 있다. 방실결절 내에서 일어났다면 AH 블록, 히스다발 내에서 일어났다면 HH 블록, 히스다발 말초에서 일어났다면 HV 블록이다. 참고로 장애를 일으킨 블록이 아래쪽에 있을수록 증상이 심하다고 여긴다.

방실차단의 심전도

모비츠 II형 방실차단 심방에서 심실로 전도되는(QRS파) 파형이 갑자기 끊어진다.

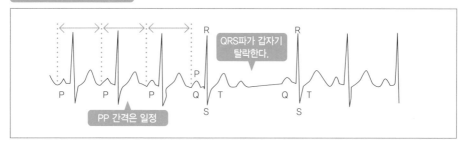

QRS파가 갑자기 탈락한다.

PP 간격은 일정

3도 완전방실차단 심방에서 심실로 전도되는 파형이 완전히 끊어진다.

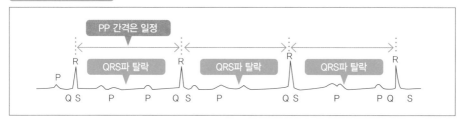

PP 간격은 일정

QRS파 탈락

3도 방실블록은 P파, QRS파의 출현과 관계가 없으며 모두 독립적이다. 심전도상에서 나타난 QRS파는 심방에서 심실로 전도되는 파형이 아니라 심실의 보충 수축(escaped beat)에 따라 자발적으로 수축한 심실 기능을 나타낸다.

심장판막증

POINT
● 판막 협착 혹은 역류(폐쇄 부전)로 인해 다양한 증상이 나타난다.
● 방치할 경우 심부전 증상이 나타날 수 있다.
● 인공판막 치환술을 실시하는 경우도 있다.

판막 협착이나 역류(폐쇄 부전)로 인해 발생하는 질병

심장에는 승모판막, 오른방실판막, 대동맥판막, 폐동맥판막이 있다. **심장판막증**(valvular heart disease)은 이 4개의 판막 중 어느 한쪽에 기능 장애가 발생해 원래 기능을 할 수 없는 상태를 말한다. 또한 판막의 기능 장애는 **협착**과 **역류**로 나뉜다.

협착은 판막이 제대로 **열리지 않으면서** 혈류를 **방해하는 상태**, 폐쇄 부전은 판막이 완전히 닫히지 않아 혈액이 **역류하는** 상태이다.

여기서 가장 많이 발생하는 판막증은 **좌심계**인데, 대동맥판막과 승모판막에 협착 또는 역류가 발생하는 것으로, 계속 방치할 경우 심부전을 일으킬 수 있으므로 조기에 발견해 **빠르게 치료**해야 한다.

나이가 들면 심장판막증이 증가한다

심장판막증은 **동맥경화**, 급성 류마티스열로 인한 후유증, 심근경색 등으로 인해 발병할 수 있다. 초기에는 대부분 무증상이지만, 병이 진행될수록 심부전 증상도 나타난다. 그리고 예전에는 류마티스열로 인한 후유증으로 심장판막증이 많았지만, 고령 인구가 증가하면서 현재는 퇴행성 변화로 인한 심장판막증이 증가하고 있다.

심장판막증을 치료하는 방법은 **약물** 치료와 **수술적** 치료로 나뉜다. 약물 치료는 주로 심부전을 치료하는 방법으로, 증상을 완화시키고 진행을 억제하면서 심장에 부담을 덜어 준다. 즉, 약물 치료는 판막 자체를 치료하는 방법이 아니다. 수술은 자신의 판막을 온전히 수복(修復)하는 **판막 성형술**과 망가진 판막을 인공판막으로 바꾸는 **판막 치환술**이 있다.

 키워드

판막 성형술
망가진 판막을 고쳐 판막의 기능을 회복시키는 방법으로, 인공판막륜을 이용해 판막을 성형하는데, 실과 바늘을 이용해 고치는 방법도 있다. 주로 판막폐쇄부전증일 때 시행한다.

판막 치환술
동맥경화와 같은 질병으로 인해 망가진 심장판막을 인공판막으로 교체하는 수술이다. 인공판막은 금속으로 만든 기계 판막과 돼지나 소의 조직으로 만든 조직 판막이 있다. 기계 판막은 반영구적으로 보존할 수 있지만, 항혈액응고제를 평생 복용해야 한다. 조직 판막은 항혈액응고제를 평생 복용하지 않아도 되지만, 평균 수명이 10~20년 정도이다. 이 수술은 주로 판막협착증일 경우에 시행한다.

4개의 심장판막

심장에는 4개의 판막이 있는데, 이 중 어느 곳에서 기능 장애가 발생한 상태를 심장판막증이라고 한다.

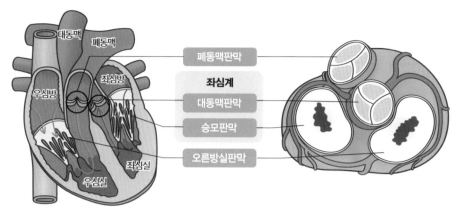

심장판막증은 대부분 좌심계(대동맥판막, 승모판막)에서 발생한다. 대동맥판막 질환은 대동맥판막 협착증, 대동맥판막 폐쇄 부전증, 승모판막은 승모판막협착증, 승모판막폐쇄부전증이 있고 폐동맥판막 질환은 폐동맥판막협착증, 폐동맥판막폐쇄부전증이 있으며 오른방실판막은 오른방실판막협착증, 오른방실판막폐쇄부전증이 있다. 폐쇄부전은 혈액이 역류하는 증상이기 때문에 역류증이라고도 한다.

판막의 협착과 역류

	정상 판막	협착	역류(폐쇄 부전)
열려 있을 때	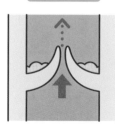		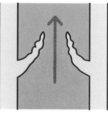
닫혀 있을 때	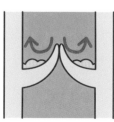		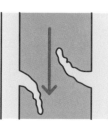

판막이 잘 열리지 않아 혈류를 방해한다.

판막이 완전히 닫히지 않아 혈액이 역류한다.

심장의 질환

승모판막 폐쇄 부전증

POINT
- 승모판막이 잘 닫히지 않아 역류한다.
- 무증상인데도 병세가 악화되는 경우가 있다.
- 급성 좌심부전 증상이 나타날 수도 있다.

승모판막 폐쇄 부전으로 역류하는 혈액

승모판막 폐쇄 부전증은 승모판막이 잘 닫히지 않아 **좌심실에서 좌심방으로 혈액이 역류하는 상태**를 말한다.

승모판막 부근에 혈액이 오가면서 **좌심방과 좌심실에 부하**가 걸리고 이로 인해 비대, 확대 증상이 나타나면서 울혈이 생긴다. 원인으로는 **승모판막 탈출증**, **유두근** 또는 **건삭** 등의 장애, **감염성 심내막염**, **심근경색**, **심근병증**, **외상** 등이 있다. 초기에는 대부분 무증상이지만, 폐울혈로 인한 호흡 곤란, 숨가쁨 등의 증상이 나타나기도 한다.

만성일 경우, 좌심실이 확대 된다 하더라도 이렇다 할 증상이 나타나지 않은 상태에서 심장 기능이 저하하는 경우도 있다.

급성인 경우에는 생명을 위협한다

승모판막 폐쇄 부전증은 대부분 만성이지만, 가끔 급성 승모판막 폐쇄 부전증이 발병하면서 좌심방압이 급격하게 상승하고 **폐울혈**과 폐에 물이 차는 **폐부종**으로 진행되는 경우도 있다. 급성일 경우에는 **건삭 파열**(chordae rupture), **심근경색** 등으로 인해 **유두근이 파열**되는 경우가 많고 좌심부전이 급격히 나타나면서 생명이 위험해지기도 한다.

치료 방법은 심부전을 약물로 치료하는 내과적 방법과 승모판막 자체를 치료하는 외과적 방법이 있는데, 참고로 최근에는 외과적 방법 중 하나로 클립을 이용한 **경피적 치료**도 많이 실시한다. **자각 증상**(숨가쁨)이나 **좌심실 기능 저하**, **심방세동**, **폐고혈압증**과 같은 증상이 나타난다면 수술을 고려해야 한다.

 키워드

용량 부하
승모판막에 폐쇄부전 증상이 나타나면 심장 수축기에 좌심실에서 좌심방으로 혈액이 역류한다. 이 때 역류한 만큼 심장이 평소보다 더 많은 혈액을 내보내게 되면서 부하가 걸린다.

폐고혈압
폐동맥 혈관 내강이 좁아지면서 혈액이 정체되는데, 이로 인해 폐동맥의 혈압이 높아지는 증상을 말한다. 폐로 혈액을 보내는 혈액 순환 기능이 저하되고 폐에서 혈액으로 유입되는 산소량도 줄어들면서 숨가쁨이나 호흡 곤란 증상이 나타난다.

메모

경피적 치료
최근 승모판막폐쇄부전증은 클립을 이용해 경피적 승모판막 성형술을 시행하고 있다. 하지만 경피적 승모판막 성형술은 개흉 수술이나 인공 심폐기를 사용하지 않고 클립이 달린 카테터를 혈관을 통해 투입해 승모판막을 치료한다. 그 덕분에 입원 시간 단축은 물론 경비와 신체 부담을 줄일 수 있다.

승모판막 폐쇄 부전증의 구조

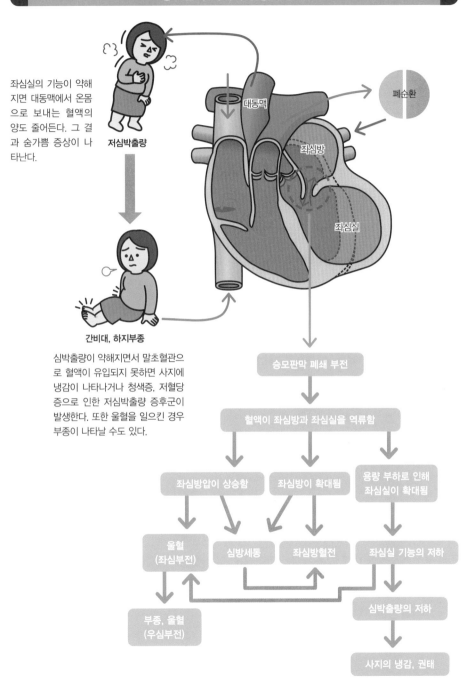

좌심실의 기능이 약해지면 대동맥에서 온몸으로 보내는 혈액의 양도 줄어든다. 그 결과 숨가쁨 증상이 나타난다.

저심박출량

대동맥

폐순환

좌심방

좌심실

간비대, 하지부종

심박출량이 약해지면서 말초혈관으로 혈액이 유입되지 못하면 사지에 냉감이 나타나거나 청색증, 저혈당증으로 인한 저심박출량 증후군이 발생한다. 또한 울혈을 일으킨 경우 부종이 나타날 수도 있다.

승모판막 폐쇄 부전

혈액이 좌심방과 좌심실을 역류함

좌심방압이 상승함

좌심방이 확대됨

용량 부하로 인해 좌심실이 확대됨

울혈
(좌심부전)

심방세동

좌심방혈전

좌심실 기능의 저하

부종, 울혈
(우심부전)

심박출량의 저하

사지의 냉감, 권태

141

대동맥판막 협착증

POINT
- 대동맥판막이 협착되면서 혈류가 앞으로 잘 나가지 못하는 상태를 말한다.
- 협심증, 실신, 좌심부전의 3대 증상이 특징이다.
- 궁극적인 치료법은 대동맥판막 치환술이다.

무증상인 기간이 길고, 증상이 나타났을 때는 이미 늦은 경우도 있다

대동맥판막 협착증이란, 좌심실과 대동맥 사이에 위치한 **대동맥판막**이 협착되면서 **혈류**가 앞으로 잘 나아가지 못하고 **장애**가 생긴 상태를 말한다. 협착으로 인해 좌심실에서 대동맥으로 혈액을 순환시키기 어려워지면서 좌심실에 부담이 많이 생기고 **좌심실 비대**가 일어난다.

대부분의 원인은 노화로 인한 **동맥경화**이지만, **첨판 개수 이상**이나 류마티스성으로 인해 발생할 수도 있다. 증상은 **호흡 곤란, 숨가쁨, 어지러움, 실신 발작** 등이 있으며 대부분은 오랜 시간 동안 무증상이라 검진 후 대동맥판막 협착증이 발견됐을 때는 치료 시기를 놓친 경우도 적지 않다. 특히, 대동맥판막 협착증으로 인한 **협심증, 실신, 좌심부전**에 주의해야 한다. 치료를 하지 못하는 경우로 살펴본 평균 생존 기간은 각각 **5년**(협심증), **3년**(실신), **2년**(좌심부전)이다.

중증 여부에 따라 수술이 이뤄진다

내과적 치료로는 대증요법(symptomatic treatment) 중 하나인 **약물투여**를 실시한다. 약물 투여는 증세에 대해서만 치료할 수 있기 때문에 주로 심부전 증상에 대한 약물 투여가 이뤄진다. 대동맥판막 협착증 자체를 치료하는 약물은 아직 개발되지 않았다. 수술적 치료로는 **대동맥판막 치환술**이 실시되고 있다. 수술을 하는 기준은 증상(협심증, 실신, 심부전 등)과 심장 초음파로 중증 여부를 평가해 정한다. 최근에는 수술 리스크가 높은 환자에게 TAVI(경피적 대동맥판막 치환술)를 실시한다.

 키워드

좌심실 비대
압력이 높아진 상태가 지속돼 좌심실벽의 심근이 두꺼워지는 상태를 말한다.

TAVI(경피적 대동맥판막 치환술)
카테터를 사용해 대동맥판막을 이식하는 수술로, 혈관에서 카테터를 통해 이식하기 때문에 인공심폐를 사용할 필요가 없다. 이미 합병증이 왔거나 고령 환자와 같이 수술 시 리스크가 큰 환자에게 실시한다.

 메모

첨판 개수 이상
대동맥수막협착증의 발생 원인 중 대부분은 노화이지만, 원래 3개 있어야 할 첨판이 선천적으로 2개인 경우, 이첨판이라고 불리기도 한다. 드물게는 일첨판인 경우도 있는 등 첨판의 개수 이상은 비교적 젊은 환자에서 많이 볼 수 있다.

대동맥판막 협착증의 구조

좌심실과 대동맥 사이에 위치하고 있는 대동맥판막이 협착을 일으켜 혈류 장애가 발생한 경우를 말하며 혈관이 막히는 등 부담이 생겨 좌심실 비대를 일으킨다.

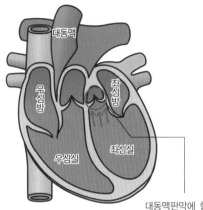

대동맥판막에 협착이 발생한 것을 말하며 대부분은 동맥경화로 인해 발생한다.

대동맥판막 협착증의 중증도

	경도	중등도	고도
초음파 도플러법으로 측정한 최고 혈압의 속도(m/s)	<3.0	3.0~4.0	≧4.0
단순 베르누이 방정식으로 확인한 수축기 평균압 교차(mmHg)	<25	25~40	≧40
판막 입구 면적(cm)	>1.5	1.0~1.5	≦1.0
판막 입구 면적 계수 (cm/m)	—	—	<0.6

대동맥판막협착증의 예후

자각 증상이 나타난 이후에는 생존률이 급격히 떨어진다.

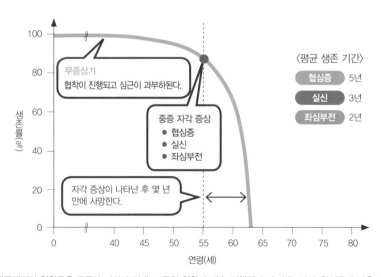

대동맥판막 협착증은 무증상 기간이 긴데, 그동안 협착이 계속 진행된다. 숨가쁨, 실신, 협심증과 같은 자각 증상이 나타난 후 돌연사하는 경우도 10~20%나 된다. 또한 사망 원인의 절반 이상은 울혈성 심부전이다.

143

대동맥판막 폐쇄 부전증

POINT
- 대동맥판막이 완전히 닫히지 않아 충분한 양의 혈액이 대동맥으로 나가지 못한다.
- 좌심실에 계속 부하가 걸리기 때문에 여러 증상이 나타난다.

심부전을 일으키는 경우도 있다

대동맥판막 폐쇄 부전증은 대동맥판막이 완전히 닫히지 않음으로 인해 수축기에 좌심실에서 대동맥으로 충분한 양의 혈액이 흐르지 못하는 상태를 말한다. 이렇게 되면 혈액이 좌심실로 역류해 좌심실이 항상 부하 상태가 되고 크기가 비대해진다. 그리고 이 상태가 지속되면 수축하는 힘이 떨어지면서 심부전을 일으키게 되는데, 문제는 한 번 일으킨 심부전은 다시 회복하기 어렵다는 것이다.

대동맥판막 폐쇄 부전증의 원인으로는 **류마티스성, 동맥경화, 감염성 심내막염, 대동맥 박리, 마판 증후군**(marfan syndrome), **선천적 이엽성 대동맥판막** 등이 있다. 그중에서도 감염성 심내막염과 대동맥 박리는 급성대동맥판막 폐쇄 부전증의 원인이 될 수 있다.

눈에 띄는 신체 증상

대동맥판막 폐쇄 부전증은 오랜 기간 동안 무증상이지만, 역류가 심해지면 좌심실 비대가 진행되면서 **호흡 곤란, 울혈**과 같은 심부전 증상이 나타난다.

무증상이고 기능 저하 증상이 나타나지 않는다면 경과 관찰로 넘어가지만, 증상이 나타나거나 좌심실 비대, 기능 저하 등의 증상이 보인다면 심부전 증상을 완화시키는 **약물 치료와 수술 요법**을 실시해야 한다.

그리고 중증인 경우, 동맥박동과 동시에 머리가 흔들리는 **머셋 징후**(musset's sign), 손톱을 압박했을 때 모세혈관의 박동을 느낄 수 있는 **퀸케 징후**(quincke's sign)와 같은 특징을 볼 수 있다.

키워드

감염성 심내막염
세균이 혈액을 통해 심장 안으로 들어가 내막에 붙어서 염증을 일으키는 감염증이다.

대동맥 박리
대동맥 내막에 상처가 생기고 혈액이 그 안으로 흘러들어가면서 대동맥 내막과 중막이 분리되는 상태를 말한다(p.162).

마판 증후군
유전자 변이로 인해 골격, 눈, 심장 혈관 등에 발생하는 이상 증상을 말한다. 판막증 또는 대동맥 박리가 발병하면 돌연사할 가능성이 있다.

머셋 징후
수축기 혈관에 많은 혈액이 목동맥으로 한꺼번에 흘러들어가 머리가 앞뒤로 흔들리는 증상을 말한다.

퀸케 징후
손톱 바닥에 흐르는 모세혈관이 맥박과 함께 박동하는 증상을 말한다. 손톱의 끝부분을 가볍게 누르면 붉은색 부분과 흰색 부분이 나뉘는데, 이 부분이 박동에 맞춰 움직인다.

대동맥판막 폐쇄 부전증의 구조

대동맥판막의 닫히는 기능에 부전이 오면서 혈액이 대동맥에서 좌심실로 역류한다.

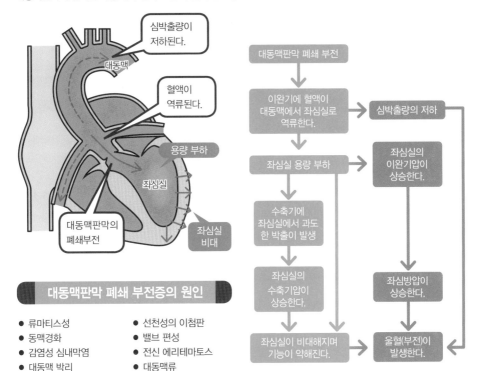

대동맥판막 폐쇄 부전증의 원인

- 류마티스성
- 동맥경화
- 감염성 심내막염
- 대동맥 박리
- 마판 증후군
- 선천성의 이첨판
- 밸브 편성
- 전신 에리테마토스
- 대동맥류
- 심신중격손증 등

COLUMN 비타민 K가 포함된 식품을 주의하자

부정맥과 혈전 예방을 위해 사용하는 약품 중 와파린(warfarin)이라는 약제가 있다. 이는 혈액이 굳지 않도록 도와주는 항응고제로, 혈액이 굳도록 도와주는 비타민 K와 길항해 혈액이 막힘 없이 흐를 수 있도록 도와주는 기능을 한다. 그래서 가끔 비타민 K가 포함된 식품을 함께 먹었을 때 약품의 효과가 떨어지는 것이다. 그중에서도 낫토는 장내에서 비타민 K를 만들어 주기 때문에 주의해야 한다. 이 밖에 클로렐라 주스 등도 피해야 할 식품 중 하나이다.

또한 대량 섭취를 피해야 하는 식품으로는 톳, 시금치, 파슬리, 브로콜리 등의 녹황색 야채가 있는데 알아 둬야 할 점은 비타민 K가 들어간 식품 전체를 먹지 말자는 이야기가 아니다. 영양학적인 측면을 신경 쓰면서 골고루 섭취하되, 비타민 K와 관련해서는 의료 기관 종사자의 지도를 받는 것이 좋다.

심장막 질환

- 심장을 둘러싸고 있는 2겹의 막에 장애가 발생한 질환을 말한다.
- 바이러스에 감염되면 염증이 발생할 수도 있다.
- 심막액의 유입으로 심장이 압박되는 경우도 있다.

심장의 기능을 보호하는 막에 발생하는 질환

심장은 2개의 층으로 된 막이 심장을 감싸면서 심장의 기능을 보조하고 있는데, 바깥쪽은 강인한 섬유성 심장막, 안쪽은 약한 장막성 심장막이라고 한다. 또 2개의 심장막 사이를 **심장막강**이라고 하며 이 심장막강 안에는 **심장막액**이 15~50ml 정도 쌓여 있다. 이 심장막액은 내장 쪽 심장막에서 만들어져 흉관과 오른림프관으로 배출된다. 심장막액은 심장이 박동할 때 생기는 마찰을 줄이고 작용을 돕는다. 또한 심장의 과도한 이동이나 확장도 막아 주는 역할을 한다.

하지만 바이러스에 감염되면 심장막과 심장내막에 염증이 생기기도 하는데, 이로 인해 **심장막 질환**이 발생하기도 한다.

급성 심낭염이 가장 많다

심장막에서 발생하는 질환 중 가장 많은 질환이 **급성 심낭염**이고 이밖에 **심장눌림증**(cardiac tamponade)이나 **교착성 심낭염**이 있다. 급성 심낭염은 심장 표면에 있는 심장바깥막(epicardium)에서 염증 또는 바이러스에 감염돼 발생하는데, 이 경우 대부분 갑작스런 흉통을 호소한다.

심장눌림증은 심장막강에 있는 심장막액의 저류(貯留)가 심해지면서 심장을 압박하게 되는데, 이로 인해 여러 증상이 나타나는 질환을 말한다.

 키워드

심장막강
섬유성 심장막과 장막성 심장막 사이의 공간을 심장막강이라고 한다. 심장이 움직일 때 마찰을 줄이기 위해 심장막액이 저류하고 있다.

교착성 심낭염
만성적인 염증으로 인해 심장막이 두꺼워지면서 유착과 석회화가 진행되면 심실에서 이완 기능이 어려워진다. 이 상태를 교착성 심낭염이라고 하고 심박출량 저하를 발생시킨다.

심장막의 구조

심장막액으로 채워진 심장막강은 심장이 잘 움직일 수 있도록 돕는데, 바이러스에 감염되면 염증이 생겨 심장막 질환이 발생할 수 있다.

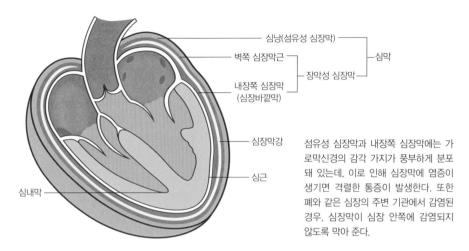

심낭(섬유성 심장막)

벽쪽 심장막근

내장쪽 심장막
(심장바깥막)

심막

장막성 심장막

심장막강

심근

심내막

섬유성 심장막과 내장쪽 심장막에는 가로막신경의 감각 가지가 풍부하게 분포돼 있는데, 이로 인해 심장막에 염증이 생기면 격렬한 통증이 발생한다. 또한 폐와 같은 심장의 주변 기관에서 감염된 경우, 심장막이 심장 안쪽에 감염되지 않도록 막아 준다.

심장막 질환의 종류

심장바깥막 질환	심장바깥막에 생기는 질환을 말한다. 심장바깥막에 염증이 생겨 이 염증이 지속되면 심장바깥막이 비후화(肥厚化)되고 딱딱해진다. 또는 심낭에 심낭액이 대량으로 쌓이게 된다. 만성 수축성 심낭염과 심장눌림증이 대표적인 질환이다.
심장내막 질환	심장내막에 발생하는 질병을 말한다. 류마티스 질환으로 판막증 또는 선천성 심질환과 같은 제트류(강하고 빠른 혈류)가 생긴다. 제트류로 인해 심장내막에 상처가 생기면 그곳에서 바이러스에 감염된다. 대표적 질환으로는 감염성 심장내막이 있다.

COLUMN ### 심근염, 심낭염도 감기에 의한 것일까?

심근염과 심낭염의 원인 중 하나는 바이러스 감염이다. 이들 질환은 감기로 인해 발병되는 경우도 있어 발견하기 어렵고 발견 후 며칠 내에 증상이 악화돼 생명을 앗아갈 수도 있다. 심근염은 심장 근육이 바이러스에 감염돼 염증을 일으키는 질환이고 심낭염은 심장을 둘러싸고 있는 심장막이 바이러스에 감염돼 발생하는 질환이다. 그중에서도 증상의 급격한 변화를 나타내는 '전격성 심근염(fulminant myocarditis)은 갑작스럽게 심정지나 심부전 증상을 일으켜 죽음을 맞이할 수도 있다. 어떤 질환이든 초기에 발견해 적절한 치료를 받는 것이 중요한 만큼 조기 발견 및 조기 치료가 생명을 좌우한다고 해도 과언이 아니다. 연령에 상관없이 누구에게나 발병할 수 있다.

급성 심낭염

- 주로 바이러스 감염에 의해 발병한다.
- 앉거나 앞으로 수그리는 자세를 취하면 통증이 줄어든다.
- 청진(聽診)할 때 종이가 스치는 듯한 소리가 들린다.

자세에 따라 통증이 심해진다

심낭염이란, 심장을 둘러싼 심장막에 생긴 염증 또는 감염으로 인해 발생한 질병을 말한다. 원인은 주로 **바이러스 감염**으로 보고 있다. 하지만 원인이 될 만한 바이러스를 특정하기 어려워 원인 불명의 **특발성** (特発性) 질환이라고 표현한다.

급성 심낭염은 심장막에 염증이 생겼기 때문에 갑작스럽게 날카로운 통증이 나타난다. 특히 숨을 쉴 때와 옆으로 누웠을 때 통증이 심해지고 앉았을 때와 앞으로 수그리는 자세를 취할 때 통증이 줄어든다.

청진(聽診)할 때 종이 스치는 소리(심막마찰음)가 나는 것은 급성 심낭염의 특징이다. 이 밖에도 심전도, 심초음파, 혈액검사로 심낭염을 판단할 수 있다.

드물게 교착성 심낭염이 생기기도 한다

바이러스성 심낭염은 발열, 기침과 같이 감기 증상과 비슷한데, 대부분은 몇 주 안에 자연스럽게 치유되지만, 드물게 만성적인 염증이 장기간(몇십 년) 지속돼 교착성 심낭염이 발생하기도 한다.

이런 경우, 심장막이 두꺼워지고 석회화되면서 **심실 이완을 방해**하기 때문에 심박출량의 저하와 울혈이 생긴다.

치료는 안정을 취하면서 **약물 치료**를 실시한다. 대부분 예후가 좋지만, 가끔 재발하기도 한다.

 키워드

심막 마찰음
급성 심낭염을 진단할 때 중요한 부분은 신체 소견이다. 심막 마찰음은 염증으로 인해 심장막끼리 서로 문지르면서 생기는 잡음인데, 앉은 상태에서 앞으로 숙이고 왼쪽 흉골 아래쪽 가장자리에 청진기를 대면 소리를 들을 수 있다. 이때 "쉬익~"하고 뭔가가 스치는 듯한 소리 또는 뭔가를 긁는 듯한 소리가 난다.

 메모

급성 심낭염
임상(臨床) 시에 양성 또는 특발성 심낭염을 합쳐 급성 심낭염이라고 한다. 진단에 따라 기저 질환이 있을 경우, 종양성 심낭염 또는 교원성 심낭염과 같은 병명이 붙는다.

급성 심낭염의 증상

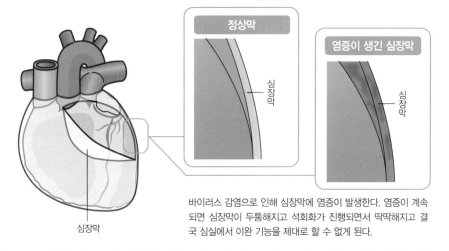

정상막

염증이 생긴 심장막

심장막

심장막

심장막

바이러스 감염으로 인해 심장막에 염증이 발생한다. 염증이 계속 되면 심장막이 두툼해지고 석회화가 진행되면서 딱딱해지고 결국 심실에서 이완 기능을 제대로 할 수 없게 된다.

심낭염의 원인이 될 만한 경우

원인을 특정해서 말할 수 없는 경우를 대부분 특발성이라고 하는데, 이와 반대로 원인을 특정지을 수 있는 경우도 있다. 또한 젊은 여성들 가운데 심낭염이 의심된다면 반드시 전신 홍반 루프스(systemic lupus erythematosus)를 의심해 봐야 한다.

급성(특발성) 심낭염	원인이 될 만한 바이러스를 특정지을 수 없을 경우, 급성(특발성)이라고 한다.
감염성	● **바이러스성** – 콕사키 바이러스(coxsackievirus), 독감 등 ● **세균성** – 폐렴구균, 포도구균, 렌서구균 등　● **결핵성**　● **진균성**　● **그 외**
비감염성	● **종양성**　● **교원성** – 전신 옹반 루푸스, 류마티스 관절염 ● **대사질환** – 당뇨병, 갑상선 기능 저하증 ● **주변 조직으로 인한 질환** – 급성 심근경색, 대동맥 박리 ● **외상성 심낭염**　● **방사선 조사**

심낭염의 증상

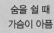

숨을 쉴 때 가슴이 아픔

몸을 앞으로 기울일 때 줄어드는 가슴에 통증

등 쪽의 근육통

발열과 인후염과 같은 감기 증상

숨가쁨 (심근염의 합병증 증상)

심장눌림증

- 뭔가로 인해 심장막액이 저류(貯留)해 심장을 압박하는 상태를 말한다.
- 절반 이상은 악성종양 때문에 발병한다.
- 제일 좋은 치료 방법은 심장막액을 제거하는 것이다.

심장막액의 저류로 이완 장애가 발생한다

심장눌림증(cardiac tamponade)이란, 심장막강에 채워진 심장막액이 쌓여 심장을 압박하는 상태를 말한다. 이때 심장막액의 저류로 심장막강 내의 압력이 상승하면 심실에 이완 장애가 발생한다. 그리고 이와 함께 정맥환류 장애가 일어나 심박출량이 떨어지고 저혈압이 발생한다. 심장눌림증의 특징은 혈압 저하, 경정맥 긴장, 미약한 심음, 숨을 쉴 때 수축기 혈압이 10mmHg 이상 낮아지는 기맥이 나타난다는 것이다.

대부분의 원인은 악성종양이 전이되면서 염증이 생기거나 조직을 파괴시키고 이로 인해 삼장막액에 저류가 발생하면서 나타난다. 이 밖에도 급성 심낭염, 박리성 대동맥류, 외상으로 인해 심장눌림증이 생길 수 있다. 그 중에서 특히 박리성 대동맥류로 인해 심장눌림증이 발생했다면 대동맥 기저부가 박리되면서 혈액이 빠른 속도로 심장막강에 쌓일 것이다. 한편 악성종양의 전이가 원인이라면 심장막액은 천천히 저류할 것이다. 저류 속도의 차이는 심장막액의 저류량 한계점을 변하게 만들어 증상이 나타나는 시간도 달라지게 한다.

심장막천자로 심장막액을 제거한다

심장눌림증을 치료하는 가장 확실한 방법은 심장막천자로 신속하게 심장막액을 제거하는 것이다. 또한 원인으로 보이는 질병도 함께 치료한다. 심장막천자(pericardiocentesis)란, 저류된 심장막액을 배출하기 위해 직접 심장막강을 바늘로 찔러서 쌓여 있던 액체를 제거하는 방법이다.

 시험에 나오는 어구

정맥환류 장애
정맥환류란, 심장에서 내뿜은 혈액이 온몸을 돌고 정맥을 통해 심장으로 되돌아오는 순환을 말한다. 어떠한 문제로 이 흐름에 장애가 생긴 상황을 정맥환류 장애라고 한다.

기맥
숨을 내쉴 때 수축기 혈압이 낮다면 검진을 할 때 맥박이 뛰지 않는 경우가 있다. 심장눌림증 외에 교착성 심낭염에서도 기맥을 볼 수 있다.

박리성 대동맥류
대동맥 질환 중에서 대동맥벽이 벗겨지는(해리되는) 것을 박리성 대동맥류라고 한다.

 메모

심장막액의 저류
심장막액이 빠른 속도로 저류하는 것을 급성 액체 저류, 천천히 저류하는 것을 만성 액체 저류라고 한다. 급성 액체 저류 상태에서는 심장막이 늘어나는 한계점을 넘었을 때 액체가 조금만 증가해도 심장막강의 내압이 상승하지만, 만성 액체 저류 상태에서는 심장막이 늘어날 수 있는 한계점을 넘는다고 해도 장막이 한계점보다 늘어날 수 있다.

심장눌림증의 구조와 증상

심장막강에 액체가 저류하면 심장을 압박하게 돼 이완 장애가 나타난다. 그러면 심박출량 저하와 저혈압이 발생한다.

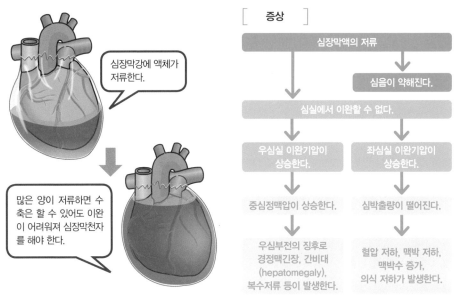

심장막강에 액체가 저류한다.

많은 양이 저류하면 수축은 할 수 있어도 이완이 어려워져 심장막천자를 해야 한다.

[증상]

심장막액의 저류

심음이 약해진다.

심실에서 이완할 수 없다.

우심실 이완기압이 상승한다.

좌심실 이완기압이 상승한다.

중심정맥압이 상승한다.

심박출량이 떨어진다.

우심부전의 징후로 경정맥긴장, 간비대 (hepatomegaly), 복수저류 등이 발생한다.

혈압 저하, 맥박 저하, 맥박수 증가, 의식 저하가 발생한다.

치료법

[첫 번째 방법]

심장막천자 ➕ 원인 치료

[그 외]

심장막 절제술

출혈성 심장눌림증과 같이 심장막천자 시술 후에도 심장막액이 저류할 경우, 심장막을 절개하는 방법이다.

대증요법

수액이나 수혈으로 순환 혈장량을 증가시키는 방법이다.

약물 중에서 혈관이완제나 타이아자이드이뇨제는 혈압을 떨어뜨리기 때문에 금지돼 있다.

맥압 변화

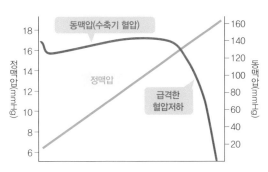

정맥환류가 저해되면 정맥압이 상승한다(경정맥 긴장). 그후 돌발적으로 동맥압이 떨어지면서(혈압 저하) 의식 장애, 심음이 미약해진다.

심근 질환

POINT

- 심근병증은 크게 3가지로 나뉜다.
- 심부전 증상에 대한 치료가 필요하다.
- 근본적인 문제를 치료하려면 심장 이식을 해야 한다.

심근병증은 3가지로 나뉜다

심근 질환은 심장 근육에 이상이 생긴 것으로, 몇 가지 유형으로 분류할 수 있다. 가장 대표적인 심근병증은 **확장성 심근병증, 비후성 심근병증, 제한성 심근병증**으로, 그중에서도 확장성과 비후성이 50% 정도를 차지한다. 이들은 원인 불명의 **특발성 심근병증**이다.

확장성 심근병증은 수축하는 힘이 떨어져 **좌심실에 수축 장애가 발생**하는데, 이로 인해 **심실이 계속 확장**한다. 수축이 충분히 이뤄지지 않으면서 온몸에 혈액을 보낼 수 없게 되고 이로 인해 울혈성 심부전이 생기기 쉬워지는 것이다.

비후성 심근병증은 좌심실의 수축 기능은 충분하지만, **심장 근육이 두꺼워지는** 질환이다. 좌심실이 이완 기능을 상실하면서 충분히 이완할 수 없고 이로 인해 혈액을 모을 수 없게 된다.

어떠한 질병으로 인해 발생하는 **이차성 심근병증**은 바이러스가 원인으로, **심근염, 사르코이도시스**(sarcoidosis), **아밀로이도시스**(amiloidosis) 등이 있다.

심부전 증상에 주의하자

심근질환을 치료할 때는 심부전 증상 치료가 중심이 된다. **수술 치료**나 **심장 이식**이 이뤄지는 경우도 있다. 또한 **부정맥**으로 인해 돌연사할 가능성도 높아진다. 돌연사는 모든 연령에서 나타나고 있으며 심부전으로 인한 돌연사는 중·고등학생이 압도적으로 많다.

 키워드

제한성 심근병증
심실 이완이나 비대 증상이 보이지 않고 심근이 수축하는 힘도 정상인데, 심실이 딱딱해지면서 늘어나기 어려운 상태로 변하는 질환을 말한다. 일본에서는 환자가 드물지만, 중앙아프리카에서는 풍토병이라고도 불린다. 이 질환이 진행되면 심부전, 부정맥 등이 발생한다.

 메모

이차성 심근병증
심근염이나 전신 루푸스 외에도 당뇨병과 같은 대사성 질환이 원인이거나 근디스트로피(muscular dystrophy)와 같은 신경 질환, 갑상선 질환, 아밀로이드 증(amyloidosis), 사르코이드증(sarcoidosis)이 원인이다.

수술 치료
확장성 심근병증에서는 심장 이식이나 합병증으로 오는 부정맥 치료로 이식형 제세동기나 인공 심박동기를 삽입하기도 한다. 비후성 심근병증은 돌연사할 위험이 있을 경우, 이식형 제세동기를 사용해 돌연사를 예방하기도 한다.

심근 질환의 종류

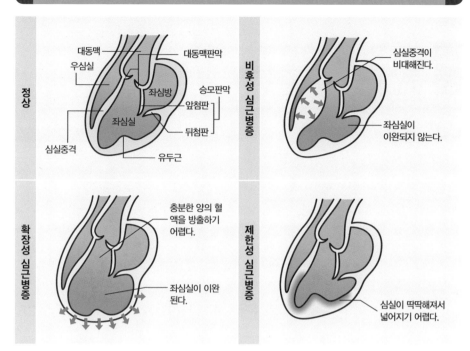

정상
- 대동맥
- 우심실
- 대동맥판막
- 좌심방
- 승모판막
- 앞첨판
- 좌심실
- 뒤첨판
- 심실중격
- 유두근

비후성 심근병증
- 심실중격이 비대해진다.
- 좌심실이 이완되지 않는다.

확장성 심근병증
- 충분한 양의 혈액을 방출하기 어렵다.
- 좌심실이 이완된다.

제한성 심근병증
- 심실이 딱딱해져서 넓어지기 어렵다.

심근 질환자가 신경 써야 할 생활 습관

심장에 부담이 되지 않도록 신경 써야 한다.

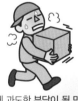

심장에 과도한 부담이 될 만한
작업이나 운동을 피한다.

금주, 금연

감기로 인해 체력이 떨어지지
않도록 조심한다.

체중이 너무 많이 나가면 심장에
부담이 커지므로 주의해야 한다.

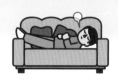

피곤하다면 쉬도록 하자
(무리는 하지 말자).

과도한 수분과 염분 섭취는 심장에
부담이 될 수 있다.

심장의 질환

선천성 심장 질환

선천성 심장 질환은 드물지 않다

태어날 때부터 갖고 있는 선천성 질환들 중에서도 심장 질환은 100명 중 1명꼴로 발생하므로 그리 드문 질병이 아니다. 그렇지만 지금은 현대 의학 기술이 발달해 **선천적인 질환**을 갖고 태어나 약 90% 정도는 스무살을 넘길 수 있다고 한다. 또한 태어났을 때 바로 증상이 나타나지 않고 성인이 되고 나서야 판정받는 경우도 있다.

선천성 심장 질환을 앓고 있는 환자는 40만 명 이상으로(일본 기준), 이들은 어른이 돼서도 정기적으로 검진을 받아야 하는 경우가 있다.

가장 많이 발생하는 심실중격결손증

선천성 심장 질환들 중에서도 가장 많은 **심실중격결손증**은 선천성 심장 질환 환자 전체의 60%(일본 기준)를 차지한다. 이 질병의 특징은 심실중격에 **구멍(결손)**이 있기 때문에 혈액이 좌심실에서 우심실로 흘러들어가 폐혈류량이 증가하면서 **폐고혈압**을 발생시킨다는 것이다.

결손 부위에 따라 자연스럽게 폐쇄되는 경우도 있고 자그마한 구멍이라면 2살 정도까지는 대부분 폐쇄되기 때문에 일상생활을 할 수 있다. 구멍이 크면 **심부전 증상**이 나타나므로 유아기에 수술을 해 준다. 치료법은 생후 2~4개월에 결손을 막아 주는 수술을 하고 수술 후 예후가 좋다면 일상생활을 할 수 있다. 하지만 그렇다고 해도 어느 정도의 기간은 경과 관찰이 필요하므로 정기적으로 검진을 받아야 한다. 또한 수술 후에도 결손이 남아 있다면 살아가면서 감염성 심내막염에 걸릴 위험성이 있어 이를 뽑을 때도 항생제를 투여해야 한다.

 키워드

선천성 질환
태어날 때부터 갖고 있는 질병으로, 종류는 다양하다. 주로 염색체나 유전자 이상이나 태아 시기의 환경이 원인인 경우가 많다.

결손
심실중격결손증에서 좌심실과 우심실 사이 심실중격에 비어 있는 구멍을 말한다. 구멍을 통해 혈액이 흐르게 된다.

폐고혈압
폐동맥의 혈압이 높은 상태를 말한다. 한마디로 심장과 폐의 기능에 장애가 생긴 것이다. 폐고혈압이 발생하면 폐에서 혈액을 통해 흘러들어오는 산소량이 줄어들고 숨가쁨, 호흡곤란 등이 발생한다.

심실중격결손증의 구조

심실중격결손증은 좌우 심실중격에 구멍(결손)이 생긴 질환을 말한다. 구멍이 크고 좌심실에서 우심실로 흐를 때 혈액이 많아지면 심부전으로 이어진다.

결손 구멍이 작다면 심근이 발달하면서 자연스럽게 폐쇄되지만, 계속 무증상인 경우도 있다. 결손 구멍이 크고 심장과 폐의 부담이 크다면 수술을 통해 결손 구멍을 막아 준다. 또한 결손 구멍의 크기에 따라 나타나는 증상도 다르다.

폐혈류량이 증가해 폐고혈압이 발생한다.

태정맥

폐동맥

우심방

심실중격

우심실

좌심실

좌심실에서 흘러들어온 동맥혈이 정맥혈과 섞여 폐동맥으로 흐른다.

결손을 통해 좌심실에서 우심실로 혈액이 흐른다.

결손

결손 크기에 따른 증상의 차이

	소결손	중결손	대결손
증상	자각 증상이 없다.	무증상인 경우도 있지만, 피로감이나 노동을 할 때 숨가쁨 증상이 있다.	과호흡이나 섭취 장애(feeding difficulties), 체중이 증가하지 않음, 발한 등의 증상이 나타난다.
예후	자연스럽게 폐쇄되는 경우가 많고 예후도 좋다.	무증상일 경우, 자연적 폐쇄도 기대할 수 있다. 수 있다. 하지만 심부전과 같은 증상이 나타날 수도 있으므로 예후는 환자마다 다르다.	유아기 초기에 사망하는 경우도 많다. 호흡기 감염이나 심부전이 예후를 확인할 수 있는 기준이 된다.

COLUMN 선천성 심장 질환은 왜 생길까?

선천성 질환은 태어날 때부터 심장이나 혈관 구조 중 일부가 비정상적인 질환을 말한다. 선천성 질환은 100명 중 1명꼴로 발생하는 비교적 흔한 질병으로, 자연 치료가 가능한 상황부터 수술이 필요한 상황까지 증상이 다양하다. 또한 원인을 특정지을 수 없는 경우도 있지만, 대부분은 유전자 이상이나 모계 측 요인으로 발생한다. 그리고 그중에서 염색체 이상이나 임신 중 알코올 섭취, 약물 섭취, 풍진 등으로 발생할 수 있다. 또한 당뇨병이나 교원병도 선천성 질환을 발생시킬 수 있는 요인 중 하나로 보고 있다. 대부분은 여기서 열거한 요인들이 겹쳐 있으며 원인을 명확하게 단정지을 수 없는 경우가 많다.

이코노미클래스 증후군은 무엇인가?

비행기 안에서 오랜 시간 동안 같은 자세로 앉아 있으면 다리 정맥이 계속 압박을 받아 심장으로 되돌아가야 할 정맥 혈류가 나빠지면서 혈액에 덩어리가 생기기 쉬운 상태로 변한다. 여기서 덩어리진 혈액(혈전)이 폐동맥에 쌓이면 호흡 곤란 또는 쇼크가 발생하기도 하고 생명에 지장이 생길 수도 있다. 급하게 일어설 때 혈액 속 덩어리가 혈류를 따라가면서 폐색전증을 일으키기도 하고 기내 또는 공항에 착륙할 때 또는 며칠 후에 증상이 나타나기도 한다. 특히, 기내는 건조해지기 쉬운 환경이라 평소보다 신체의 수분을 빼앗기기 쉬우므로 수분 부족도 이코노미클래스 증후군이 생기는 원인 중 하나이다.

이와 같이 이코노미클래스 증후군은 6시간이 넘는 비행기를 탈 때 발생하기 쉬운데, 그뿐 아니라 같은 자세로 장시간 앉아 있어도 이코노미클래스 증후군이 발생하기 쉽다. 예를 들면 장시간 동안 자동차를 운전할 때, 전철을 통해 이동할 때, 침대 위에서 누워 있기만 할 때 등이다.

폐색전증이 생기기 쉬운 상황은 안정을 취하고 있다가 갑자기 몸을 움직인 후에 호흡 곤란, 혈압 저하, 흉통, 의식 장애 등이다. 혈액이 응고되기 쉬운 약제를 복용하고 있는 사람도 주의해야 한다. 또한 평소에 자기 전 수면제를 복용하는 사람도 가급적 약을 먹지 않는 것이 좋다. 같은 자리에서 오랜 시간 동안 수면을 취하면 자세가 부자연스러운 상태이기 때문에 하반신에 압박이 생기기 쉽고 이로 인해 혈전이 형성될 가능성이 높아진다.

비행기를 탔을 때 장시간 동안 비행을 한다면 2~3시간마다 걷거나, 다리를 움직이고 구부리는 운동을 하는 것이 좋다. 또한 의자에 앉은 상태에서도 발목 돌리기 스트레칭을 하고 장딴지 마사지를 하는 것도 중요하다. 물론 수분 섭취도 중요하다. 하지만 커피나 술, 차는 이뇨 작용이 있으므로 장시간 동안 같은 자세로 있다면 되도록 물을 마시도록 하자.

7장

혈관의 질환

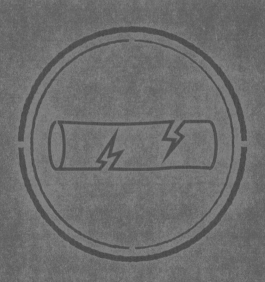

대동맥 질환

- 동맥 줄기에 질병이 생기면 생명이 위험할 수 있다.
- 대동맥 벽이 약해지면 여러 질병이 생긴다.
- 동맥경화의 원인을 없애는 것이 가장 중요하다.

노화로 인한 동맥경화가 원인이다

대동맥은 동맥의 가장 큰 줄기이기 때문에 어떠한 이유로든 손상되면 생명이 위험해질 수도 있다. 특히, 노화가 진행되면 심장의 기능이 떨어지고 이에 따라 혈관 기능도 저하된다. 노화 현상 중 하나인 **동맥경화**는 이러한 혈관이 딱딱해지면서 발생하는 질환이다.

대동맥은 항상 높은 압력이 걸려 있다. 그리고 약해진 혈관에 혹이 생기는 경우가 있는데, 이를 **대동맥류**(p.160)라고 한다. 참고로 동맥경화가 의심되는 장년기 남성이 많은데, 남녀 비율은 약 4:1이라고 한다.

돌연사할 가능성은?

대동맥 혈관이 약해지면 대동맥류뿐 아니라 박리가 생길 수도 있다.

대동맥벽은 내막, 중막, 외막으로 구성돼 있다(p.28). 내막이 어떠한 이유로 손상되면 손상된 곳에서 균열이 발생해 혈액이 흘러들면서 중막이 2개의 층으로 나뉘는데, 이를 **대동맥 박리**(p.162)라고 한다. 참고로 **대동맥 질환**은 대동맥류와 대동맥 박리가 대부분이다.

또한 동맥경화는 대동맥질환 이외에 다른 많은 질병과 관련이 있다. 그리고 이러한 질병은 무증상으로 지내다가 갑자기 돌연사하기 쉽다고 한다. 그러므로 동맥경화의 주요 요인으로 꼽히는 **고혈압, 이상지질혈증, 고혈당, 흡연**을 예방해 일상생활에서 건강을 유지하기 위해 노력해야 한다.

고혈당
혈당 수치가 높은 상태를 말하며, 자세히는 혈액 속 포도당의 농도와 혈중농도가 높은 상태를 말한다.

메모

동맥 질환
동맥 질환의 종류는 대동맥류와 대동맥 박리 외에도 다카야스 동맥염(대동맥염 증후군)과 급성 동맥 폐색(acute arterial occlusion), 폐색성동맥경화증, 폐색성 혈전 혈관염(Thrombo-angiitis obliterans, 버거씨병) 등이 있다.
다카야스 동맥염은 혈관에 염증이 생기면서 동맥에 협착이나 폐색을 일으키는 질환으로, 무맥박병이라고도 한다. 급성 동맥 폐색은 사지(四肢)의 주요 동맥이 갑자기 폐색을 일으키면서 말초 부분이 허혈 상태로 변하는 증상을 말한다.
또한 폐색성 동맥경화증은 혈관이 점점 폐색, 협착하는 질환이고 폐색성 혈전 혈관염은 얇은 혈관에 뭔가로 인해 육아종성 염증이 발생하면서 내강이 폐색되는 질환으로, 주로 20~40대의 젊은 남성에게서 발견된다.

동맥경화가 원인인 질병

심장에서 다른 기관으로 혈액이 흐르는 두꺼운 혈관을 대동맥이라고 한다. 이 대동맥은 높은 압력이 발생하기 때문에 나이를 먹으면 혈관이 약해지는데, 이로 인해 혹이 생기거나 해리되기 쉽다. 동맥경화도 노화로 인해 발생하기 쉬운 질환 중 하나로, 동맥경화가 생기면서 다른 질병을 일으키기도 한다.

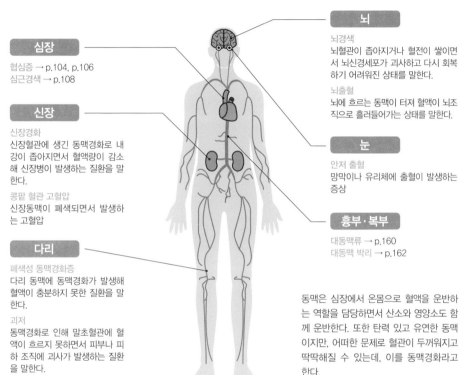

심장

협심증 → p.104, p.106
심근경색 → p.108

신장

신장경화
신장혈관에 생긴 동맥경화로 내강이 좁아지면서 혈액량이 감소해 신장병이 발생하는 질환을 말한다.

콩팥 혈관 고혈압
신장동맥이 폐색되면서 발생하는 고혈압

다리

폐색성 동맥경화증
다리 동맥에 동맥경화가 발생해 혈액이 충분하지 못한 질환을 말한다.

괴저
동맥경화로 인해 말초혈관에 혈액이 흐르지 못하면서 피부나 피하 조직에 괴사가 발생하는 질환을 말한다.

뇌

뇌경색
뇌혈관이 좁아지거나 혈전이 쌓이면서 뇌신경세포가 괴사하고 다시 회복하기 어려워진 상태를 말한다.

뇌출혈
뇌에 흐르는 동맥이 터져 혈액이 뇌조직으로 흘러들어가는 상태를 말한다.

눈

안저 출혈
망막이나 유리체에 출혈이 발생하는 증상

흉부·복부

대동맥류 → p.160
대동맥 박리 → p.162

동맥은 심장에서 온몸으로 혈액을 운반하는 역할을 담당하면서 산소와 영양소도 함께 운반한다. 또한 탄력 있고 유연한 동맥이지만, 어떠한 문제로 혈관이 두꺼워지고 딱딱해질 수 있는데, 이를 동맥경화라고 한다.

Athletics Column

인간의 혈관 길이는 10만km이고 혈액이 흐르는 속도는 고속 열차와 비슷하다?

혈액이 다니는 길인 혈관은 온몸을 순환하고 있다. 혈관을 종류별로 나누면 심장에서 우리 몸 구석구석까지 혈액을 보내 주는 동맥, 다시 심장으로 되돌아오는 정맥, 혈관의 99%를 차지하는 모세혈관이 있다. 그런데 이 모든 혈관을 한 줄로 이어 보면 그 길이가 무려 10만km에 달한다고 한다. 그리고 이는 지구를 두 바퀴 반 돈 것과 같다고 한다. 또한 몸 구석구석까지 산소와 영양소 수분을 끊임없이 전달하기 위해 혈액이 흐르는 속도가 초속 60~100cm라고 한다. 물론 혈관의 두께에 따라 다르겠지만, 어쨌든 사람의 몸에는 이처럼 놀라운 구조가 많다.

대동맥류

POINT
- 대동맥 벽이 비정상적으로 부풀어올라 풍선이나 돌기 모양으로 변한다.
- 한 번 발생하면 다시 작아지지 않는다.
- 파열될 위험보다 돌연사할 위험이 크다.

무증상으로 진행되다가 생명이 위험해지는 질병

대동맥류란, 대동맥벽이 비정상적으로 부풀어올라 대동맥의 일부가 확대되거나(방추형 동맥류) 종기처럼 국소적으로 튀어나온 것을(낭성 동맥류) 말한다. 대동맥류는 주로 약해진 대동맥에서 발생하는데, 약해진 원인은 대부분 동맥경화라고 한다.

그리고 대부분은 무증상인 채로 시간이 흐르지만, 흉부대동맥류일 경우, 기도 또는 식도를 눌러 음식물을 잘 삼키지 못하게 되고 오심, 구토, 신경 압박으로 인한 쉰 소리가 난다.

만약, 복부대동맥류라면 하지에 냉감을 느끼거나 복부 통증을 느끼거나 동맥류 부위에서 박동이 느껴질 수 있다. 이런 대동맥류는 한 번 생기면 다시 작아지지 않고 파열로 인한 생명의 위험이 뒤따른다. 즉, 대동맥류가 커지면 위험성도 커지는 것이다.

파열되면 갑자기 극심한 통증을 느끼고 쇼크가 발생한다

대동맥류를 진단할 때는 CT나 MRI, 초음파 검사 등을 이용한다. 대동맥류가 파열되면 먼저 가슴이나 등, 허리에 격한 통증이 생기고 그 후에 바로 출혈성 쇼크가 일어나 몇 분 안에 사망할 수 있기 때문에 지속적으로 통증이 나타난다면 바로 응급 처치를 한 후 응급 수술을 해야 한다.

대동맥류를 치료하는 방법으로는 생활습관의 개선과 수술이 있다. 복부대동맥류가 4.5cm, 흉부대동맥류가 5.5cm 정도 되면 대동맥류가 파열되지 않도록 인조 혈관 치환술 또는 혈관을 수복하는 혈관 내 스텐트 결합 인조 혈관(stent graft) 삽입술을 실시한다.

 키워드

흉부대동맥류
가로막보다 위쪽에 생기는 동맥류를 말한다.

복부대동맥류
가로막보다 아래쪽에 생기는 동맥류로 대동맥류 가운데 약 2/3가 복부대동맥류라고 한다.

 메모

인조 혈관 치환술
약해진 혈관을 인조 혈관으로 바꾸는 수술이다.

혈관 내 스텐트 결합 인조 혈관 삽입술
스텐트는 그물 모양으로 된 금속제 인조 혈관으로 용수철 같이 생겼다. 이 스텐트를 혹이 있는 부위가 파열되지 않도록 혈관 안쪽에 보강해 주면 된다.

대동맥류의 형상

대동맥류는 혈관 일부에 혹이 생긴 상태를 말한다. 혈관벽 전체가 부풀어오르는 경우와 국소적으로 일부분만 부풀어오르는 경우가 있다.

방추형 동맥류

혈관벽 일부분의 둘레가 정상 두께보다 1.5배 이상 확대된 상태를 말한다.

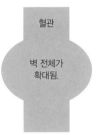

혈관

벽 전체가 확대됨.

낭성 동맥류

혈관벽 일부가 혹이 튀어나온 모양으로 확대된 상태를 말한다.

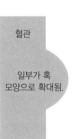

혈관

일부가 혹 모양으로 확대됨.

대동맥류의 부위와 증상

대동맥류는 동맥경화로 인해 혈관벽이 약해지면서 혹 모양처럼 크게 부풀고 부위에 따라 증상도 다르다.

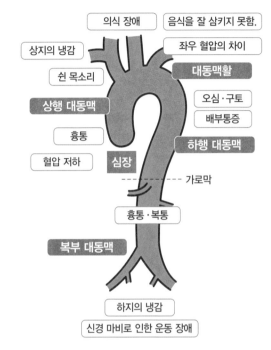

의식 장애
음식을 잘 삼키지 못함.
상지의 냉감
좌우 혈압의 차이
쉰 목소리
대동맥활
상행 대동맥
오심·구토
배부통증
흉통
하행 대동맥
혈압 저하
심장
가로막
흉통·복통
복부 대동맥
하지의 냉감
신경 마비로 인한 운동 장애

대동맥류의 치료법

인조 혈관 치환술

개복 또는 개흉해 대동맥류를 제거한 후 제거한 부분을 인조 혈관으로 바꿔 주는 수술 방법이다.

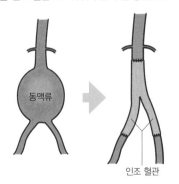

동맥류

인조 혈관

혈관 내 스텐트 결합 인조 혈관 삽입술

스텐트를 동맥류 부근에 설치해 혈액이 스텐트 안으로 흐를 수 있도록 해 주는 수술 방법이다.

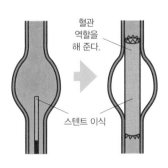

혈관 역할을 해 준다.

스텐트 이식

대동맥 박리

POINT
- 대동맥벽의 안쪽에 균열이 생기면서 발생한다.
- 고혈압, 동맥경화와 관련이 있다.
- 박리된 범위에 따라 치료 방법이 달라진다.

중막이 2개로 분리되면서 거짓속공간이 생긴다

대동맥벽은 내막, 중막, 외막이라는 3개의 층으로 나뉘어 있는데, 대동맥 내막에 균열이 생기면서 혈액이 흘러 중막이 2개 층으로 나뉘면서 **거짓속공간**(false lumen)이 만들어지는 상황을 대동맥 박리라고 한다. 대동맥 박리가 되면 갑자기 **흉배부**(胸背部)에 통증이 생기면서 박리가 진행되고 진행된 부위에 따라 다양한 **합병증**이 나타난다. 박리 범위는 크게 2가지로 나눌 수 있다. 먼저 **스탠퍼드 분류 A형**은 **상행대동맥**에 박리가 있는 경우를 말하고 **심장눌림증**이나 **심근경색**과 같은 합병증이 생기기 쉬우므로 중증으로 진행될 가능성이 있다.

스탠퍼드 분류 B형은 상행 대동맥에 박리는 없지만, 대동맥궁보다 아래쪽에 박리가 발생한 상태를 말한다. A와 비교했을 때 비교적 경증인 상태로 볼 수 있다. 참고로 스탠퍼드 분류 외에 **드베키 분류법**이 있다.

상행대동맥 침범 여부가 중요하다

대동맥 박리는 여러 증상이 나타나기 때문에 신속, 정확하게 진단하는 것이 중요하다. 보통 CT로 진단한 후 병증을 확정하고 초음파 검사로 대동맥판막의 역류, 심장눌림증, 파열 등의 여부를 확인한다. 이때 상행대동맥에 박리가 진행됐다면 응급 수술을 전제로 인공 혈관으로 교체하는 **인조 혈관 치환술**을 실시한다. 만약, 상행 대동맥 박리가 없는 스탠퍼드 분류 B형으로 진단하고 **파열**이나 **관류 장애**와 같은 합병증 소견이 보이지 않는다면 혈압 관리와 진통제를 통해 **내과적 치료**를 실시한다.

 키워드

거짓속공간(false lumen, 僞腔)
찢어져서 생긴 내강을 말한다.

합병증
어떤 질병이 원인이 돼 발병한 또 다른 질병 또는 수술이나 검사를 받으면서 발병한 질병을 말한다.

 메모

스탠퍼드 분류
상행 대동맥이 박리됐는지, 아닌지를 분류하는 방법을 말하며 그중 A형은 예후가 좋지 않을 때가 많다.

드베키 분류
박리된 범위와 균열이 발생한 위치를 기준으로 분류한 방법을 말한다. 치료 방침을 결정하거나 예후 판정은 스탠퍼드 분류법을 이용한다.

대동맥박리의 구조

대동맥 내강에 균열이 생기고 그 부위에 혈액이 유입돼 중막이 2개의 층이 만들어지고 거짓속공간이 생긴다.

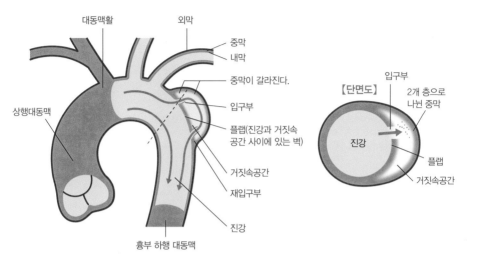

대동맥 박리의 분류

대동맥 박리에는 박리된 범위와 혈관이 피한 범위에 따라 2가지 분류 방법이 있다.
박리 범위를 기준으로 분류하는 방법을 스탠퍼드 분류법, 대동맥벽의 균열(입구부) 위치와 박리 범위에 따라 분류하는 방법을 드베키 분류법이라고 한다.

스탠퍼드 분류법	A형		B형	
	상행대동맥에 대동맥 박리가 있는 경우		상행대동맥에 대동맥 박리가 없는 경우	
드베키 분류법	Ⅰ형	Ⅱ형	Ⅲa형	Ⅲb형
	상행 대동맥(입구부)부터 하행 대동맥(대동맥활)까지	상행대동맥(입구부)만 박리됨.	복부 하행대동맥(입구부)만 박리됨.	복부 하행대동맥(입구부)부터 대동맥궁까지 박리됨.
입구부 위치와 박리 범위				

163

폐쇄동맥경화증

- 만성적인 동맥경화로 인해 혈관 내강이 좁아진 상태를 말한다.
- 협착과 폐색으로 인해 측부 순환로가 생긴다.
- 간헐성 파행이 나타나는 특징이 있다.

측부 순환로로 혈류를 보충한다

폐쇄동맥경화증(ASO, arteriosclerosis obliterans)이란, 동맥경화가 만성적으로 발생하며 혈관 내강이 좁아지거나 막혀버린 상태로 인해 순환장애가 생기는 질병을 말한다. 복부대동맥부터 하반신을 중심으로 나타난다. 동맥은 협착이나 폐색이 발생해도 측부 순환로가 만들어지면서 혈류를 보충할 수 있다. 그래서 대부분 증상이 없지만, 측부 순환로에서 혈류를 보충하지 못하면 다리 저림, 냉감, 간헐적 파행이 나타난다.

그리고 여기서 더 진행되면 안정적인 상태에서도 통증이 있거나 작은 상처도 낫기 어렵게 되고 궤양이나 괴사가 발생할 수 있다. 이 경우, 괴사 부분을 절단해야 할 수도 있다.

진행 상황에 따라 부측 순환로를 촉진시킨다

폐쇄동맥경화증은 동맥경화가 발생하는 요인인 고혈압이나 당뇨병, 이상지질혈증과 같은 기저 질환, 흡연과 관련이 있으므로 기저 질환을 치료하고 금연하는 것이 중요하다. 간헐성 파행(intermittent claudication)이 나타나는 경우, 측부 순환로를 발달시키고 혈류를 촉진시키기 위해 운동 요법과 약물 치료를 실시한다. 만약, 그래도 개선되지 않는다면 혈관 재건술(revascularization)을 실시해야 한다.

또한 허혈 상태가 계속되고 중증으로 진행되면 혈관 내를 직접 치료하기 위한 수술이 이뤄지는데, 이때 당뇨병이 있는 사람은 하반신에서 궤양이 생기거나 괴사되기 쉽기 때문에 감염되지 않도록 주의해야 하며 다리 절단을 피하기 위해서라도 발을 잘 관리해야 한다.

측부 순환로
혈류가 정체되면서 혈관이 폐색된 경우. 혈류를 유지시키기 위해 형성된 혈액의 새로운 통로를 말한다.

간헐성 파행
걸을 때 다리가 저리거나 통증이 생기는 상태를 말하며 안정을 취하면서 개선되고 그 후 다시 걸을 수 있다.

 메모

혈관 재건술
폐쇄동맥경화증 환자에게 약물 치료 또는 운동 요법, 생활습관 개선과 같은 방법으로 치료를 해 봐도 증상이 호전되지 않는 경우나 중증 하반신 허혈 증상이 나타나는 경우 이 수술법을 실시한다. 이때는 카테터를 사용한 경피적 혈관 성형술을 비롯해 스텐트 설치술과 같은 혈관 재건술을 실시한다.

폐쇄동맥경화증의 구조

만성적인 동맥경화로 인해 하반신의 혈관이 막힌 상태에서 발생한다.

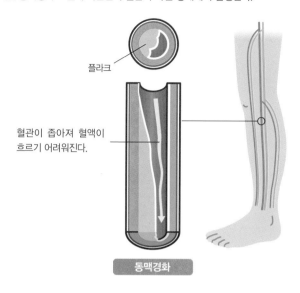

플라크

혈관이 좁아져 혈액이
흐르기 어려워진다.

동맥경화

진행 분류

〈Fontaine 분류〉

분류	증상
Ⅰ형	다리저림, 냉증
Ⅱ형	간헐성 파행
Ⅲ형	안정 시 통증
Ⅳ형	궤양, 괴사

〈Rutherford 분류〉

분류	증상	분류	증상
0	무증상	4	안정 시에도 통증
1	약한 파행 증상	5	조직 결손(소)
2	중등도의 파행 증상	6	조직 결손(대)
3	고도의 파행 증상	—	—

지금까지는 Fontaine 분류가 일반적으로 사용됐지만, 최근
들어 Rutherford 분류를 많이 사용하고 있다.

간헐성 파행

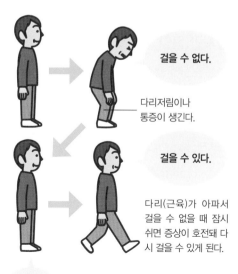

걸을 수 없다.

다리저림이나
통증이 생긴다.

걸을 수 있다.

다리(근육)가 아파서
걸을 수 없을 때 잠시
쉬면 증상이 호전돼 다
시 걸을 수 있게 된다.

쉰다.

정맥 질환

- 판막의 기능 부전으로 발생하는 질환을 말한다.
- 장시간 동안 같은 자세로 있으면 혈전 덩어리가 형성될 수 있다.
- 혈전이 혈류 속에 들어가면 폐동맥이 막힌다.

정맥혈류를 촉진한다

정맥 질환 중에서 정맥이 협착이나 폐색, 확장되는 질환이 있다. 정맥과 동맥은 서로 다른 기능을 하는데, 그중 하지정맥은 중력을 거슬러 올라 혈액을 심장으로 되돌려 보낸다. 여기서 **종아리는 제2의 심장**이라고 불리며 근육 수축과 이완에 맞춰 정맥판을 열고 닫으면서 혈액을 흘려보낸다. 그리고 이 기능을 **근육 펌프**라고 한다.

그리고 정맥에는 혈액이 역류하지 않도록 판막이 붙어 있는데, 이 판막 기능이 어떠한 원인으로 손상되면 혈액이 역류한다. 그러면 내압이 상승하면서 혈관 일부분이 혹 모양으로 튀어나오는데, 이것이 바로 하지정맥류(p.168)이다.

장시간 동안 같은 자세로 앉아 있어도 혈전이 생긴다

심부 정맥 혈전증(p.170)은 정맥의 혈류 장애로 인해 **혈액 덩어리**(혈전)가 생기는 질병이다. 참고로 이 혈전은 장시간 동안 같은 자세로 앉아 있을 때 생긴다. 혈액 덩어리가 폐로 이동하면서 폐동맥이 막히는 **폐색전증**(p.172)도 있다.

특히, **정맥 질환**들 중에서 생명이 위험한 질환은 앞에서 말한 심부정맥 혈전증과 폐색전증이다. 이 질병들을 치료하려면 혈전을 막아 주는 약물과 혈액이 잘 흐를 수 있도록 도와주는 약물을 사용하는데, 질환이 얼마나 심한지에 따라 수술로 혈전을 제거하는 경우도 있다.

심부정맥 혈전증은 ADL이 저하된 고령자에게서 많이 나타나고, 이 경우 수술 후에도 다시 발병하기 쉽다.

메모

정맥 질환
정맥 질환은 '폐색·협착'하는 질환과 '이완'하는 질환으로 나뉜다. '폐색·협착'하는 질환은 주로 정맥 혈전증으로, 심부정맥 혈전증, 표재성 혈전 정맥염이 있고 '이완' 질환으로는 정맥류를 들 수 있는데, 대표적인 질병이 하지정맥류이고 선천성, 1차성(원발성), 2차성으로 나뉜다. 대부분의 환자는 1차성 하지정맥류이다.

ADL
일상생활을 하는 데 필요한 최저한의 동작을 말하며 이동, 식사, 변의, 배설, 입욕, 정용(整容) 등이 있다.

정맥 질환의 구조

혈액은 일반적으로 심장을 향해 흐르는데, 정맥 판막이 손상돼 혈액이 역류하는 증상을 정맥 질환이라고 한다.

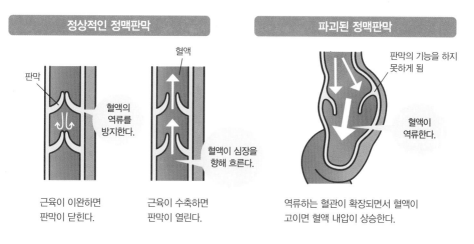

정상적인 정맥판막

판막

혈액

혈액의 역류를 방지한다.

혈액이 심장을 향해 흐른다.

근육이 이완하면 판막이 닫힌다.

근육이 수축하면 판막이 열린다.

파괴된 정맥판막

판막의 기능을 하지 못하게 됨

혈액이 역류한다.

역류하는 혈관이 확장되면서 혈액이 고이면 혈액 내압이 상승한다.

주요 정맥 질환

여러 정맥 질환들 중에서 생명이 위험할 수 있는 주요 질병으로는 심부 정맥 혈전증과 폐색전증이 있다.

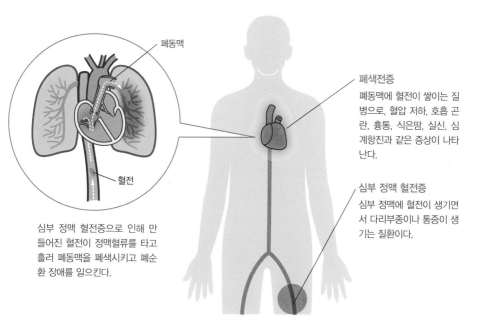

폐동맥

혈전

심부 정맥 혈전증으로 인해 만들어진 혈전이 정맥혈류를 타고 흘러 폐동맥을 폐색시키고 폐순환 장애를 일으킨다.

폐색전증
폐동맥에 혈전이 쌓이는 질병으로, 혈압 저하, 호흡 곤란, 흉통, 식은땀, 실신, 심계항진과 같은 증상이 나타난다.

심부 정맥 혈전증
심부 정맥에 혈전이 생기면서 다리부종이나 통증이 생기는 질환이다.

하지정맥류

POINT
- 정맥에 붙어 있는 판막이 손상되면서 혹이 생기는 질환이다.
- 서서 일하거나 비만, 임신으로 인해 발병하기 쉽다.
- 중증이 되면 궤양이 생기기 쉽다.

오랫동안 서서 일하면 발병하기 쉬운 질환

하지정맥류란, 정맥에 붙어 있는 판막이 손상되면서 혈액이 역류하고 다리 표면에 있는 정맥이 혹 모양으로 늘어나거나 구불구불하게 튀어나온 상태를 말한다. 정맥류는 1차성 정맥류와 2차성 정맥류로 나뉘며 대부분의 환자는 1차성 정맥류이다.

생명에 지장을 주진 않지만, 30세 이상의 여성들에게 많이 나타나고 생긴 모습 때문에 고민하는 경우가 많다. 그리고 주로 **정맥압 상승**으로 인해 생기기 때문에 **장시간 동안 서 있거나 비만, 임신일 때** 발병하기 쉽다.

또한 다리저림, 통증, 가려움, 열감, 부종과 같은 증상이 나타나며 잘 때 쥐가 나기도 한다. 심해지면 습진이나 피부염으로 궤양이 생길 수도 있다.

진행될수록 다리에 증상이 나타난다

하지정맥류는 반드시 수술이 필요하지 않다. 하지만 하지정맥류로 인해 돌출된 모양이 신경 쓰이거나 발에 문제가 있는 경우, 습진이나 색소 침착과 같은 증상이 나타난다면 수술이 필요하다.

수술 이외의 치료법은 다리를 압박해 정맥류가 진행되지 않도록 막아 주는 **압박 요법**이 있다. 탄성 스타킹이나 붕대로 하지를 압박해 혈관의 단면적을 줄이면 정맥 혈류를 개선시킬 수 있다. 이 밖에도 발을 살짝 들어올려 다리에 있는 혈액을 심장으로 보내는 자세를 취하는 방법도 효과적이다.

키워드

1차성 정맥류
다리 표면을 흐르는 정맥(표재정맥)의 판막이 손상돼 혈액이 역류하거나 확장되는 질환으로, 주로 여성에서 많이 나타난다. 발병률은 남성보다 여성이 2~3배 많다.

2차성 정맥류
심부정맥이 폐색되면서 표재정맥이 측부 순환로로 기능하면서 표재정맥 내압이 상승하게 되는데, 이로 인해 혈관이 확장된 경우를 말한다.

메모

쥐(convulsion)
종아리 근육이 비정상적으로 수축해 경련을 일으키는 상태를 말한다. 일반적으로는 '쥐가 난다'라고 표현한다.

탄성 스타킹
다리 부종이나 혈전 정맥류를 예방하기 위해 만들어진 의료용 압박 스타킹을 말한다.

하지정맥류의 구조

정상인 경우

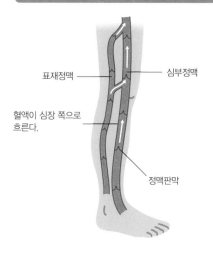

표재정맥

심부정맥

혈액이 심장 쪽으로
흐른다.

정맥판막

하지정맥류인 경우

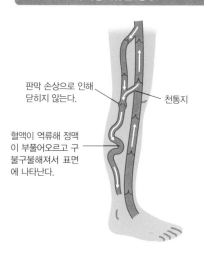

판막 손상으로 인해
닫히지 않는다.

천통지

혈액이 역류해 정맥
이 부풀어오르고 구
불구불해져서 표면
에 나타난다.

하지정맥류의 유형

하지정맥류는 돌출되는 방향에 따라 4가지로 나뉜다.

대복재정맥류

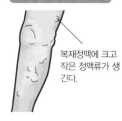

복재정맥에 크고
작은 정맥류가 생
긴다.

측지정맥류

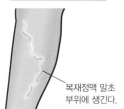

복재정맥 말초
부위에 생긴다.

망상정맥류

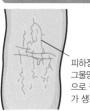

피하정맥에
그물망 모양
으로 정맥류
가 생긴다.

거미양정맥류

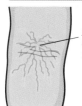

모세혈관에
정맥류가 생
긴다.

증상

자각 증상은 가벼운 증상들이 많지만, 미용적
인 부분을 신경 쓰는 환자가 많다.

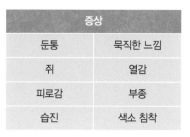

증상	
둔통	묵직한 느낌
쥐	열감
피로감	부종
습진	색소 침착

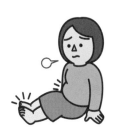

심부 정맥 혈전증

POINT
- 오랫동안 같은 자세로 있으면 혈전이 형성된다.
- 형성된 혈전이 폐동맥에 흘러가 쌓일 위험이 있다.
- 혈류가 정체되지 않도록 궁리해야 한다.

혈액순환이 정체되면서 혈전이 생성된다

근막보다 더 깊은 부분에 흐르는 정맥 중에서 하지정맥에 혈액 덩어리(혈전)가 생성되는 상태를 심부 정맥 혈전증이라고 한다. 다른 말로는 롱 플라이트혈전증 또는 이코노미클래스 증후군이라고도 한다.

주요 발생 요인은 오랫동안 누워 있거나 같은 자세로 있을 경우, 수술 후, 악성 종양 등이다. 또한 혈액순환이 원활하지 않기 때문에 **다리 부종, 열감, 피로 변색** 등이 있을 수 있고 혈전이 큰 경우에는 통증을 동반하는 경우도 있다.

다리 혈전이 오금정맥보다 위에 있다면 중추형, 아래에 있다면 말초형으로 나누는 경우도 있다.

중증 합병증을 일으킬 가능성이 있다

혈전이 박리돼 혈액과 함께 흘러가 폐동맥에 쌓이면 **폐색전증**(p.172)을 일으킨다. 이 경우, 심부 정맥에서 정체된 혈액을 개선시켜 막힘 없이 흐르게 하기 위해 항응고제와 혈전용해제를 사용한다.

중추형에서 증상이 심한 경우에는 수술을 검토해 보고 합병증인 폐색전증을 예방할 필요가 있다.

특히 오래 누워 있으면 심부 정맥 혈전증이 발생하는 중요한 원인이 될 수 있으므로 수술 후에는 **되도록 빨리 일어날 수 있도록** 노력해야 한다. 이 밖에도 혈류가 정체되지 않도록 탄성 스타킹을 사용하거나 탈수 예방을 위해 수분을 보충해야 한다.

 키워드

근막
근육을 포함한 막을 말하며 온몸을 감싸고 있다. 근막보다 표면(피부 쪽)에 있는 정맥을 표재정맥, 뼈 부분에 가까이 있는 정맥을 심부정맥이라고 한다. 참고로 천통지는 근막을 관통하듯이 존재하며 심부 정맥과 표재정맥을 연결하고 있다.

장기 와상
잠만 자고 있는 상태 또는 오랫동안 침대에 누워 있는 상태를 말한다.

오금정맥
무릎 뒤쪽에 흐르는 정맥을 말한다.

조기 재활
침대에서 가급적 빨리 일어나 앉아 있거나 걷는 상황을 말하며 침대에서 재활 운동을 하는 경우도 포함한다.

 메모

항응고제
헤파린을 정맥 주사하거나 와파린을 처방한다.

혈전용해제
주로 우로키나아제를 정맥주사한다. 단, 임신 중이거나 수술 후 회복 중인 경우에는 출혈 리스크로 인해 항응고제와 혈전 용해제 사용이 금지돼 있다.

심부 정맥 혈전증의 구조

하지정맥에 혈전이 생성된 상태를 심부 정맥 혈전증이라고 한다. 장기 와상 환자이거나 한 자세로 오래 있는 경우, 수술 후, 악성 종양일 때 발생한다. 혈액순환이 원활하지 않으며 다리에 부종, 열감, 피부 변색이 발생한다.

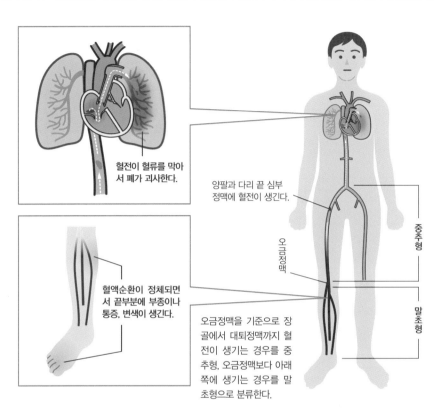

혈전이 혈류를 막아서 폐가 괴사한다.

양팔과 다리 끝 심부 정맥에 혈전이 생긴다.

오금정맥

중추형

말초형

혈액순환이 정체되면서 끝부분에 부종이나 통증, 변색이 생긴다.

오금정맥을 기준으로 장골에서 대퇴정맥까지 혈전이 생기는 경우를 중추형, 오금정맥보다 아래쪽에 생기는 경우를 말초형으로 분류한다.

Athletics Column

스포츠 심장이란 무엇인가?

스포츠 심장은 수영, 마라톤과 같이 오랜 시간 지구력을 필요로 하는 스포츠를 하는 선수들에게서 많이 볼 수 있다. 한마디로 말하면, 심장이 비대해진 상태이다. 일반 심장보다 커진 심장은 되돌아오는 혈액량이 늘어 심박수가 적어진다는 특징이 있다. 또한 혈액량이 증가함과 동시에 피로를 잘 느끼지 못하게 된다. 경기 능력을 높이기 위해 몸이 적응하고 있다고도 하며 스포츠 심장 자체는 질병이 아니다. 보통 운동을 그만둔 후 1~2년 정도 지나면 다시 원상 복구되므로 계속 심장이 커지는 경우에는 어떤 질병이 숨어 있다고 보고 주의해야 한다.

폐색전증

POINT
- 혈전 때문에 폐동맥이 막히면서 발생하는 질병이다.
- 폐색전증의 약 90%는 심부 정맥 혈전증 때문에 발병한다.
- 조기 발견이 어려우므로 예방이 중요하다.

갑자기 나타나는 병증에 주의하자

폐색전증이란, 수술 후나 장기 와상 환자에게 생성되는 혈전이 혈류를 타고 폐동맥으로 가 폐동맥에 쌓이다가 폐 혈류를 막아버리는 질병이다.

폐동맥이 혈전 때문에 폐색되면 폐에 혈액이 공급되지 않기 때문에 폐에 순환 장애가 발생하면서 갑자기 **호흡 곤란**이나 **저산소혈증**이 발생하는 경우가 있다. 더 심해지면 쇼크나 심정지가 올 수도 있다.

폐색전증의 약 90%는 **심부 정맥 혈전증**(p.170)이 원인이며 오랫동안 누워 있다가 걷거나 화장실에서 힘을 줄 때 발병할 수 있다.

혈전을 생성하는 요인인 **혈류 정체, 혈관내벽 손상, 혈액 응고항진성**이 갖춰지면 정맥에 혈전이 생성된다.

혈전이 생성되지 않도록 힘쓰자

치료는 혈액이 굳지 않도록 **항응고제**와 **혈전용해제**를 사용한다. 그리고 생명이 위험한 경우라면 수술을 통해 혈전을 제거한다.

폐색전증이 일단 발병하면 **사망률이 심근경색보다 높은** 것으로 알려져 있으므로 발병 위험도를 고려해 예방하는 것이 중요하다.

심부 정맥 혈전증을 예방하는 것과 같이 수술 후 조기 재활을 하거나 침대 위에서 하지 운동을 함으로써 같은 자세로 오랫동안 있지 않도록 주의해야 한다. 또한 탄성 스타킹을 착용하거나 수분을 보충하는 것이 예방에 도움될 수 있다.

 키워드

저산소혈증
동맥혈에 산소가 부족한 상태를 말한다.

 메모

폐색전증의 원인
폐색전증은 대부분 심부 정맥 혈전증 때문에 발병하지만 이 밖에도 원인이 있을 수 있다. 구체적으로는 다음과 같다.
- 울혈성 심부전
→ 심장 기능이 저하되면 심장 내에 혈전이 생기기 쉬워지기 때문이다.
- 임산, 출산, 피임약 복용
- 움직이지 않음
→ 이코노미클래스 증후군 등
- 카테터 설치, 사지 마비, 통깁스, 골절, 수술, 비만
→ 신체가 움직이지 않으면 혈전이 생기기 쉽다.
- 암
- 탈수

폐색전증의 기전

다리 정맥에 생긴 혈전이 혈액과 함께 흘러서 폐동맥에 쌓이고 혈류가 저하되거나 폐색되는 질병을 말한다.

① 장기 외상 또는 수술 후 몸을 움직일 수 없을 때 혈전이 생긴다.

② 안정을 취해야 하는 상황이 지나고 몸을 움직일 수 있게 되면 정맥벽에서 혈전이 떨어진다.

③ 혈전이 폐동맥에 쌓이면 호흡 곤란, 의식 장애, 빈호흡, 흉통, 빈맥 등이 나타난다.

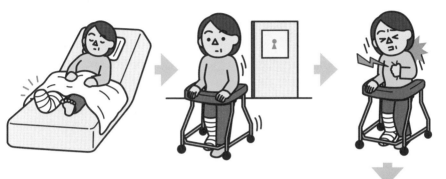

증상 악화의 흐름

폐색전증이 발생할 때 쇼크나 심정지가 일어날 수도 있다. 이 경우 다음과 같은 상태로 악화된다.

혈전으로 폐혈관상(pulmonary vascular bed)의 25% 이상이 폐색된다.

폐로 흘러들어가는 혈액의 순환이 막힌다.

우심실과 폐동맥의 압력이 상승한다.

심실중격이 좌심실 쪽을 누른다.

좌심실이 반달에서 초승달 사이의 모양으로 변형된다.

좌심실이 확장되지 않고 확장말기용량이 감소한다.

좌심실에서 심박출량이 저하된다.

우심실이 열심히 박출해도 커버되지 않는다.

심인성 쇼크

폐색전증의 발병

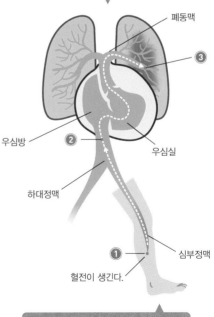

폐동맥

③

우심방

②

우심실

하대정맥

① 혈전이 생긴다.

심부정맥

심부 정맥 혈전증의 발병

혈관의 질환

고혈압

POINT

- 혈압이 만성적으로 높은 상태이기 때문에 동맥경화를 일으킬 수 있다.
- 자각 증상이 적고 생명과 직결된 기관에 영향을 미칠 수 있다.
- 생활습관을 고칠 필요가 있다.

동맥경화의 위험 인자

우리가 긴장하거나 몸을 움직이면 혈압은 일시적으로 높아진다. 그러나 고혈압인 경우에는 만성적으로 높은 상태를 유지한다.

고혈압은 본태성 고혈압과 이차성 고혈압으로 나뉜다. 고혈압 환자의 90%는 본태성 고혈압인데, 원인은 명확하지 않지만 유전, 체질, 노화, 생활습관 등으로 인해 발병한다. 또한 고혈압 증상이 지속되면 혈관벽에 압력이 가해지면서 **동맥경화**로 이어지고, 혈관 내에서 허혈이 일어나거나 혈관벽이 터지면서 여러 질환이 발생할 수 있다.

우선 생활습관부터 개선하자

고혈압은 자각 증상이 적다. 그래서 방치할 경우, **심장 질환**이나 **뇌졸중**, **신장 질환**과 같이 생명을 위협하는 질병에 걸릴 수 있으므로 고혈압 환자는 생활습관을 조절해야 한다.

혈압 측정 방법은 측정 장소에 따라 **진료실 혈압**과 **가정 혈압**으로 나뉜다. 또한 진료실 혈압은 140/90mmHg 미만, 가정 혈압은 135/85mmHg 미만일 때 정상으로 간주한다. 다만, 환자의 연령과 기저 질환 여부에 따라 고혈압 치료 목표가 달라진다.

고혈압 환자가 생활습관 중에서 특히 주의해야 할 점은 염분 수치 관리인데, 소금량을 1일당 6g 미만 섭취하도록 해야 한다. 이 밖에도 영양 밸런스와 적정 체중을 유지하는 일, 운동, 금연, 절주 등도 신경 써야 한다. 또한 고혈압을 정상 혈압으로 되돌리려면 **생활습관을 개선**하고 혈압을 내려 주는 **항고혈압제**를 복용해야 한다.

 시험에 나오는 어구

진료실 혈압
병원에서 측정하는 혈압을 말한다. 대부분의 사람들이 의료진을 보기만 해도 긴장하기 때문에 평소보다 혈압이 높게 측정되는 현상에 대한 말로 '백의(白衣) 고혈압'이라고도 한다.

가정 혈압
가정에서 측정하는 혈압을 말하며 자택에서 정해진 시간에 혈압을 측정할 수 있기 때문에 정확한 수치를 얻을 수 있다. 기준 수치를 진료실 혈압과 비교했을 때 수축기와 이완기 모두 5mmHg 정도 낮은 경향이 있다.

 메모

고혈압의 유병률
2020년에 통계청에서 실시한 국민 건강 영양 조사에서는 30세 이상의 남성의 34.9%, 여성의 21.3%가 고혈압으로 판정됐으며 유병자 수는 약 1,100만 명을 넘는 것으로 판정됐다. 향후 고령화가 진행되면서 고혈압 유병자는 더욱 증가할 것이며 전 세계적으로 연간 약 10만 명이 고혈압으로 인해 사망하는 것으로 추정된다.

고혈압의 분류

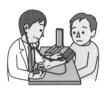

고혈압이란

평소에도 만성적으로 혈압이 높은 상태를 말하며 방치할 경우 심장 질환 뇌졸중, 신장 질환과 같이 생명에 지장을 주는 질환으로 이어질 수 있다.

본태성 고혈압

이차성 고혈압을 제외한 모든 고혈압을 말하며 고혈압 환자의 약 95%는 본태성 고혈압이다.

【원인】 명확하게 밝혀진 원인이 없으며 유전이나 체질, 노화, 생활습관으로 인해 발병하는 것으로 추정된다.

95%

이차성 고혈압

어떠한 질환으로 인해 발병한 고혈압을 말하며 원인이 명확하다. 고혈압 환자들 중 이차성 고혈압 환자는 약 5% 정도이다.

【원인】 콩팥 고혈압(renal hypertension), 내분비성 고혈압, 혈관성고혈압, 뇌종양이나 뇌졸중으로 인한 고혈압을 들 수 있다.

5%

본태성 고혈압이라면 우선 금연과 절주, 체중 감량과 같은 생활습관을 개선해 보자. 그리고 이차성 고혈압일 경우 원인이 되는 질병을 치료하면 고혈압 증상도 개선될 것이다.

고혈압의 원인

2가지 고혈압 중 대부분의 환자는 본태성 고혈압 환자이며 다음과 같은 원인이 있다.

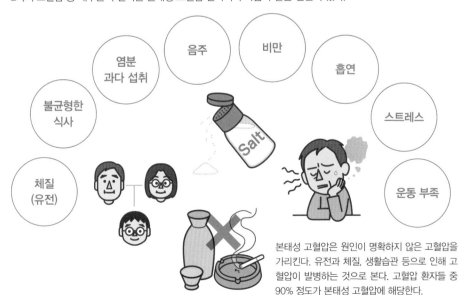

염분 과다 섭취

음주

비만

흡연

불균형한 식사

스트레스

체질 (유전)

운동 부족

본태성 고혈압은 원인이 명확하지 않은 고혈압을 가리킨다. 유전과 체질, 생활습관 등으로 인해 고혈압이 발병하는 것으로 본다. 고혈압 환자들 중 90% 정도가 본태성 고혈압에 해당한다.

이차성 고혈압

POINT

- ● 어떤 특정한 질병으로 인해 발병하는 고혈압을 말한다.
- ● 원인 질병을 치료하면 혈압이 낮아진다.
- ● 고혈압이 장기화되면 동맥경화를 일으킬 수 있다.

원인 질병을 발견해 이차성 고혈압을 치료하자

이차성 고혈압이란, 어떤 특정한 질병으로 인해 혈압이 높아지는 상태를 말한다. 본태성 고혈압과 달리 원인이 되는 질병을 **적확(的確)**하게 진단해 **치료**하면 혈압이 낮아진다. 이차성 고혈압의 원인으로 볼 수 있는 질병으로는 신장 기능 장애, **갑상샘 호르몬**과 **크롬친화성세포종** (pheochromocytoma)과 같은 **내분비 질환**, **약물 복용**으로 인한 혈압 상승, **수면 무호흡증**(sleep apnea syndrome) 등으로, 이 질환으로 진단받은 환자들 중 고혈압 증상이 하나라도 있다면 모두 이차성 고혈압의 원인이 된다.

나이와 상관없이 갑자기 혈압 수치가 높아지거나 전해질 이상, 심장 비대, 신장 장애와 같은 증상이 빠르게 진행된다면 이차성 고혈압을 의심해야 한다. 그리고 원인이 되는 질병을 알았다면 초기 단계에서 적절한 치료를 해야 한다.

수면을 취할 때 호흡을 주의하자

이차성 고혈압은 고혈압 환자들 10명 중 1명이 걸릴 정도로 드문 질병이 아니다. 원인 중 하나인 수면 무호흡증의 경우, 무호흡 상태가 계속되면 심장은 우리 몸에 산소를 공급하기 위해 더 많이 박동하고 이로 인해 혈압이 상승한다. 자각 증상으로는 **고혈압** 외에도 **주간에 졸리거나 나른함이 계속**되고 밤에는 **화장실에 가려고 자주 깨는 경우**가 있다. 오랫동안 이차성 고혈압을 앓고 있다면 **동맥경화**가 진행되고 있을 가능성이 있기 때문에 원인이 되는 질병을 치료해도 고혈압 상태가 지속되는 경우도 있다.

 시험에 나오는 어구

갑상샘 호르몬
갑상샘에서 분비되는 호르몬을 말하며 체온 조절이나 신진대사 촉진, 성장, 발달을 촉진하는 기능을 한다.

크롬친화성세포종
부신이나 그 주위에 생기는 동맥류를 말한다. 카테콜아민이라는 호르몬이 과하게 분비되면서 혈압이 상승한다.

수면 무호흡증
수면 중에 무호흡 상태가 발생하는 질병으로, 대부분 공기가 통하는 상기도에 어떠한 증상이 나타나면서 좁아지고 이로 인해 무호흡이 나타난다.

이차성 고혈압의 종류

여러 질병으로 인해 혈압이 높아지는 이차성 고혈압은 원인을 치료하면 혈압이 내려갈 수 있다. 원인이라 볼 수 있는 질환은 다음과 같다.

콩팥 고혈압

신실질성 고혈압

- 전체 고혈압 환자의 약 2~5%를 차지하며 이차성, 고혈압 환자 중에서도 가장 빈도가 높다.
- 당뇨병성 신장 질환, 만성 신염 증후군, 신장경화증과 같은 신장질환 병변(病變)으로 발생한다.
- 신장 기능이 약해지면 소변량이 감소한다.

신혈관성 고혈압

- 전체 고혈압 환자의 약 1%를 차지한다.
- 신장동맥이 협착, 폐색되면서 신장의 혈류량이 감소하고 레닌 수치가 상승한다.

내분비성 고혈압

원발성알도스테론증

- 전체 고혈압 환자의 약 5%를 차지한다.
- 부신에서 알도스테론이 과하게 분비되는 질환이다.

쿠싱 증후군

- 코르티솔이 과하게 생성, 분비되면서 다양한 증상이 나타나는 질환이다.

크롬친화성세포종, 부신경절

- 카테콜아민이 과하게 생성, 분비되면서 다양한 증상이 나타나는 질환이다.

그 밖의 질환

- 무기질코르티코이드과잉(원발성 알도스테론증 제외)
- 말단비대증
- 갑상선 기능 항진증 또는 저하증

혈관성(맥관성) 고혈압

- 다카야스 동맥염(대동맥염증후군)
- 대동맥협착

뇌·중추신경계로 인한 고혈압

- 뇌종양, 뇌졸중, 외상으로 인한 두개내압의 항진
- 뇌줄기 혈관 압박

약물 유발성 고혈압

- 비스테로이드성 항염증제
- 감초, 글리시리진
- 당질코르티코이드(스테로이드)

폐쇄 수면 무호흡 증후군 (OSAS)

- 수면 중 상기도에 여러 번 폐색이 발생해 저산소증이 일어나는 질환을 말한다.

저혈압

POINT
- 일반적으로 수축기 혈압이 100mmH 미만일 때 저혈압이라고 한다.
- 자세를 바꾸면 기립성 저혈압이 발생할 수 있다.
- 생활습관을 개선하면 불편한 증상이 줄어든다.

급하게 일어설 때 조심하자

저혈압은 명확한 기준은 없지만, 일반적으로 **수축기 혈압이 100mmHg 미만인 상태**를 가리킨다. 혈압이 낮다는 것은 온몸의 혈류가 원활하지 않은 상태이므로 **피로감, 힘 빠짐, 현기증, 두통, 가슴 두근거림, 식욕 부진**과 같은 다양한 증상이 나타난다.

또한 갑자기 자세를 바꾸거나 일어설 때 발생하는 저혈압인 기립성 저혈압은 자세를 바꾼 상태에서 **수축기 혈압이 20mmHg 이상** 또는 **이완기 혈압이 10mmHg 이상** 떨어진 경우를 말한다.

기립성 저혈압은 서 있을 때 현기증이나 어지럼증이 나타나기 때문에 넘어지거나 추락하지 않도록 주의해야 한다.

생활습관부터 개선하는 편이 좋다

저혈압은 생활습관을 개선하는 일이 중요하기 때문에 치료보다 증상에 맞춰 자기 관리에 신경 쓰는 것이 중요하다. **적당한 수분 보충과 폭음, 폭식을 피하고 자세는 천천히 바꿀 수 있도록** 주의하자.

이 밖에도 수면, 배변, 식사를 개선하고 적당히 운동하는 습관을 들여 증상이 완화될 수 있도록 노력하자.

고혈압과 마찬가지로 저혈압은 **본태성 저혈압, 이차성 저혈압**으로 나뉜다. 그중에서 이차성 저혈압은 쇼크가 발생할 때도 있어 생명과 연관될 수 있다. 이럴 경우 원인인 질병을 알맞게 치료하면 저혈압이 개선될 수 있다.

메모

저혈압의 치료
기본적으로는 생활습관을 관리하는 일이 중요한 치료법으로 증상이 지속되어 QOL이 저하될 경우 약물치료도 검토한다. 이때 사용하는 약물은 혈관을 수축시키는 교감 신경 자극제, 나트륨 재흡수 촉진으로 순환혈장량을 늘리는 무기질코르티코이드가 있다.

저혈압의 증상

내장 기관에서 혈류가 원활하지 않으면 힘 빠짐이나 의욕 저하, 양쪽 팔 다리에 냉감을 느끼는 증상 외에 다음과 같은 증상이 나타난다.

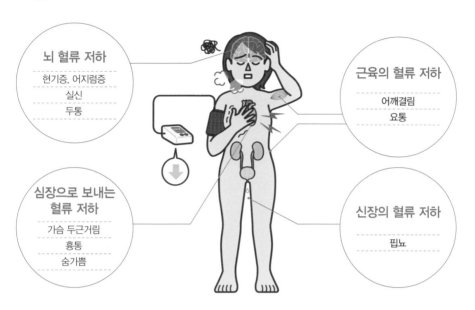

뇌 혈류 저하
현기증, 어지럼증
실신
두통

근육의 혈류 저하
어깨결림
요통

심장으로 보내는 혈류 저하
가슴 두근거림
흉통
숨가쁨

신장의 혈류 저하
핍뇨

저혈압의 분류

저혈압은 원인 유무에 따라 본태성 저혈압과 이차성 저혈압으로 나뉜다.

저혈압

본태성 저혈압
- 확실한 원인이 없다.
- 생활습관 또는 정신적인 영향이 원인일 수 있다.
- 무증상인 경우가 많다.

본태성 저혈압은 일상생활에 지장을 주지 않는다면 치료할 필요도 없다. 경우에 따라 생활습관 개선이나 정신요법을 치료법으로 생각해 볼 수 있다. 이차성 저혈압인 경우, 원인이 되는 질병부터 치료해야 한다.

이차성 저혈압
- 특정 원인으로 발병한다.

【주요 원인】
- 자율신경 장애(다계통 위축증), 당뇨병, 파킨슨병과 같은 중추 신경 질환, 노화(고령)
- 순환 혈장량 저하(출혈, 탈수 등)
- 심박출량이 낮아지는 심폐 질환
- 강압제, 질산염제제, 항우울제, 항정신병 약과 같은 약물

색인

ㄱ

ㄴ

ㄷ

아나필락시스 쇼크 ……………… 56, 57

아미오다론 ……………………… 125

아밀로이도시스 ………………… 152

아테롬 …………………………… 100

안면동맥 ………………………… 37

안저 출혈 ………………………… 159

알도스테론 길항제 ……………… 111

압박감 …………………………… 112

압박요법 ………………………… 168

압부하 …………………………… 27

앙와위 …………………………… 49

앞맞교차 ………………………… 17

약물 유발성 고혈압 ……………… 177

ㅈ

ㅊ

ㅎ

그림으로 이해하는 인체 이야기
순환기의 구조

2023. 8. 9. 초 판 1쇄 인쇄
2023. 8. 16. 초 판 1쇄 발행

감　수 | 아코 준야
감　역 | 윤종찬
옮긴이 | 권수경
펴낸이 | 이종춘
펴낸곳 | BM (주)도서출판 **성안당**
주소 | 04032 서울시 마포구 양화로 127 첨단빌딩 3층(출판기획 R&D 센터)
　　　 10881 경기도 파주시 문발로 112 파주 출판 문화도시(제작 및 물류)
전화 | 02) 3142-0036
　　　 031) 950-6300
팩스 | 031) 955-0510
등록 | 1973. 2. 1. 제406-2005-000046호
출판사 홈페이지 | www.cyber.co.kr
ISBN | 978-89-315-5912-5 (04510)
　　　 978-89-315-8977-1 (세트)
정가 | 16,500원

이 책을 만든 사람들
책임 | 최옥현
진행 | 김해영
교정·교열 | 안종군
본문 디자인 | 상想 company
표지 디자인 | 박원석
홍보 | 김계향, 유미나, 정단비, 김주승
국제부 | 이선민, 조혜란
마케팅 | 구본철, 차정욱, 오영일, 나진호, 강호묵
마케팅 지원 | 장상범
제작 | 김유석

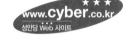
www.cyber.co.kr
성안당 Web 사이트

UNDO KARADA ZUKAI: JUNKANKI NO SHIKUMI supervised by Junya Ako
Copyright ⓒ 2021 Junya Ako, Mynavi Publishing Corporation
All rights reserved.

Original Japanese edition published by Mynavi Publishing Corporation
This Korean edition is published by arrangement with Mynavi Publishing Corporation, Tokyo
in care of Tuttle-Mori Agency, Inc., Tokyo, through Imprima Korea Agency, Seoul.

Korean translation copyright ⓒ 2023 by Sung An Dang, Inc.

편집협력: 오카다 나오코(유한회사 view 기획), 가미조 코이치(마이나비출판)
커버디자인: 이세 타로(ISEC DESIGN INC.)
본문디자인·DTP: 스즈키 에츠코·마츠다 유카코(유한회사 POOL GRAPHICS)
집필협력: 나카자와 마야, 메디컬 라이터즈넷
일러스트: 미야시타 야스코